W0255734

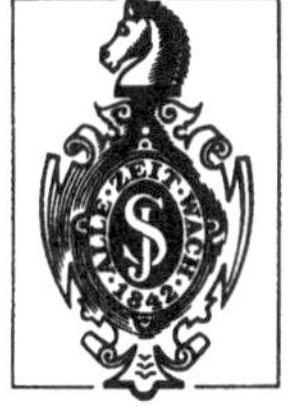

P. Cremer D. Nagel B. Labrot R. Muche
H. Elster H. Mann D. Seidel

Göttinger Risiko-, Inzidenz- und Prävalenzstudie (GRIPS)

Entwicklung einer diagnostischen Strategie
zur Früherkennung und präventiven Behandlung
Koronargefährdeter

5-Jahres-Ergebnisse einer prospektiven Inzidenzstudie

Springer-Verlag

Berlin Heidelberg New York London Paris
Tokyo Hong Kong Barcelona Budapest

Mit 5 Abbildungen und 16 Tabellen

ISBN-13:978-3-642-76324-3   e-ISBN-13:978-3-642-76323-6
DOI: 10.1007/978-3-642-76323-6

CIP-Titelaufnahme der Deutschen Bibliothek
Göttinger Risiko-, Inzidenz- und Prävalenzstudie (GRIPS):
Entwicklung einer diagnostischen Strategie zur Früherkennung
und präventiven Behandlung Koronargefährdeter; 5-Jahres-
Ergebnisse einer prospektiven Inzidenzstudie/P. Cremer . . . –
Berlin; Heidelberg; New York; London; Paris; Tokyo;
Hong Kong; Barcelona; Budapest: Springer, 1991
    ISBN-13:978-3-642-76324-3
NE: Cremer, Peter

27/3130-543210 – Gedruckt auf säurefreiem Papier

Adressenverzeichnis

Dr. med. PETER CREMER
Oberarzt am Institut für Klinische Chemie
Klinikum Großhadern, Ludwig-Maximilians-Universität, Marchioninistraße 15
W-8000 München 70, Bundesrepublik Deutschland

Dr. med. HARALD ELSTER
Ehemals Leitender Arzt der Abteilung Gesundheitsschutz des VW-Werkes
Kassel
W-3500 Kassel, Bundesrepublik Deutschland

Dr. med. BARBARA LABROT
Leitende Ärztin der Abteilung Gesundheitsschutz des VW-Werkes Kassel
W-3500 Kassel, Bundesrepublik Deutschland

HORST MANN
Betriebsarzt in der Abteilung Gesundheitsschutz des VW-Werkes Kassel
W-3500 Kassel, Bundesrepublik Deutschland

RAINER MUCHE
Diplom-Statistiker in der Abteilung für Medizinische Statistik
Universität Göttingen, Humboldtallee
W-3400 Göttingen, Bundesrepublik Deutschland

Dr. rer. nat. DOROTHEA NAGEL
Diplom-Mathematikerin am Institut für Klinische Chemie
Klinikum Großhadern, Ludwig-Maximilians-Universität, Marchioninistraße 15
W-8000 München 70, Bundesrepublik Deutschland

Prof. Dr. med. DIETRICH SEIDEL
Universitätsprofessor, Direktor des Instituts für Klinische Chemie
Klinikum Großhadern, Ludwig-Maximilians-Universität, Marchioninistraße 15
W-8000 München 70, Bundesrepublik Deutschland

Vorwort

Vor fast 80 Jahren entdeckte Windaus in Freiburg als erster, daß es in einem atherosklerotischen Plaque zu einer enormen Speicherung von Cholesterinestern kommt. Die Frage, die sich hieraus für viele Wissenschaftler ableitete, war die folgende:

> Besteht eine Beziehung zwischen dem Cholesterin im Blut und jenem, welches sich unter pathologischen Bedingungen in den Blutgefäßen eines Menschen ablagert?

Die Antwort lautet ja und kann heute mit Eindeutigkeit gegeben werden.

Die enge, positive Beziehung zwischen der Hypercholesterinämie und dem relativen Risiko einer frühzeitigen Atherosklerose, speziell einer Koronarsklerose, ist weltweit und eindrücklich durch Daten großer epidemiologischer und Interventionsstudien belegt. Es läßt sich erkennen, daß Gesamtcholesterin-Konzentrationen über 200 mg/dl mit einem steigenden Koronarrisiko einhergehen können, aber im Einzelfall nicht müssen.

In Anbetracht des Umstandes, daß die kardiovaskulären Krankheiten die Morbiditäts- und Mortalitätsstatistik in der alten und der neuen Bundesrepublik mit Abstand anführen, ist die erhebliche und augenblicklich wachsende Skepsis und Kritik an den allgemeinen Empfehlungen zur Einschätzung, Diagnostik und Therapie der Blutlipide zu bedauern. Ein Grund hierfür mag sein, daß in der ärztlichen Betrachtung eines Menschen der Bezugswert niemals – und so auch nicht bei der Bewertung eines Risikofaktors – die strenge Konzentrationsvorgabe einer Kenngröße sein kann. Es gibt keine Krankheit an sich, sondern nur einen kranken Menschen, oder einen Menschen, der ein potentielles Risiko zur Ausbildung einer Krankheit mit sich trägt. Weil dieser Grundsatz in den meisten Konsensus- oder Nonkonsensuskonferenzen zu diesem Thema ebenso wie in vielen Empfehlungen von Ligen oder Gruppeninitiativen offensichtlich zu wenig berücksichtigt wurde, fehlt ihnen heute – durchaus verständlich – die nötige Akzeptanz.

Es ist das Anliegen des hier erstellten ersten 5-Jahresberichtes der Göttinger Risiko-, Inzidenz- und Prävalenzstudie (GRIPS), einer großen Kohortenstudie, eine klinisch verwertbare Strategie zur Diagnostik und Therapie der Fettstoffwechselstörungen zu entwickeln. Der Aufbau der Studie erfolgte auf der Grundlage gesicherter wissenschaftlicher Erkenntnisse der Pathogenese atherosklerotischer Erkrankungen und dem Bemühen, die einzelnen Kenngrößen entsprechend den heutigen methodischen Möglichkeiten zu ermitteln. Dieses gilt insbesondere für die Messung des LDL-Cholesterins, dem ohne jeden Zweifel wissenschaftlich am solidesten abgesicherten Risikofaktor der koronaren Herzerkrankung. Als bisher einzige Prospektivstudie wurde in der

GRIPS-Studie LDL-Cholesterin direkt gemessen und nicht rechnerisch ermittelt. Dieses Vorgehen schien mehr als gerechtfertigt, denn in die klinische Bewertung und Aussagekraft eines Faktors geht nicht nur der Faktor selbst, sondern ebenso die Genauigkeit seiner Messung ein. Dieser Umstand wird bei der Planung und Interpretation epidemiologischer Studien leider allzu häufig vernachlässigt.

Bei der Atherogenese handelt es sich um ein multifaktorielles Geschehen. Es gibt aber für den wissenschaftlich Informierten heute nicht mehr den geringsten Zweifel daran, daß unter der Vielzahl der diskutierten Risikofaktoren der Atherosklerose dem Plasmacholesterin, spezifischer dem LDL-Cholesterin eine ursächliche und damit eine dominierende Rolle zukommt.

Die meisten Menschen mit einer schweren Hypercholesterinämie erleiden frühzeitig eine koronare Herzerkrankung und im ungünstigen Verlauf einen Herzinfarkt. Es entspricht aber auch der allgemeinen ärztlichen Erfahrung, daß es durchaus Menschen gibt, die trotz einer Hypercholesterinämie bei gesunden Koronargefäßen sehr alt werden können. Die biologische Antwort der Gefäßwand auf erhöhte LDL-Werte ist also offenbar von Mensch zu Mensch unterschiedlich und darin liegt die große, aber nicht verwunderliche Individualität der Atherogenese. Ein Umstand, der uns immer zwingt, bei der Abschätzung des individuellen Risikos und u. U. der Erwägung therapeutischer Maßnahmen, besonders dem Lebensalter, der familiären KHK-Belastung, den anderen Risikofaktoren und vor allem dem allgemeinen Gesundheitszustand des einzelnen Bedeutung und Aufmerksamkeit beizumessen. Letztlich ist zu fordern, daß die Diagnostik des Fettstoffwechsels eine Antwort auf drei Fragen zu geben in der Lage ist. Auf die Frage:

Wen muß ich behandeln?
Wann muß ich behandeln?
Wo liegt das therapeutische Ziel einer Behandlung?

Dieses impliziert, daß sorgfältig zwischen den Zielen der primären und den Zielen der sekundären Prävention sowie zwischen den Zielen der Bevölkerungsstrategie und den Zielen der Individualstrategie zu unterscheiden ist. Ohne diese klare Unterscheidung wird jede Empfehlung zur Bewertung und Behandlung des Fettstoffwechels unrealistisch und unbrauchbar bleiben.

Umgekehrt wird sich durch die Verbreitung unseres derzeitigen Wissensstandes, durch eine verbesserte allgemeine Akzeptanz des Nutzens einer gesunden Lebensführung, durch eine gezielte und rationelle Diagnostik der Risikofaktoren, und durch eine daraus abgeleitete, angemessene Therapie die Inzidenz der kardiovaskulären Erkrankungen auch in unserer Bevölkerung, wie bereits in den USA deutlich erkennbar, senken lassen. Der Erfolg unserer heutigen und unvergleichlichen Behandlungsmöglichkeiten der Fettstoffwechselstörungen wird von der kritischen Beurteilung der Behandlungsbedürftigkeit im Einzelfall abhängen. Die mit viel Aufwand und Sorgfalt betriebene GRIPS-Studie soll hierzu für unsere Bevölkerung einen Beitrag leisten.

München, Frühjahr 1991   DIETRICH SEIDEL

Inhaltsverzeichnis

1   Einleitung   1

2   Studienbeschreibung   7

    2.1   Aufbau der Studie   7
    2.2   Studienteilnehmer   8
    2.3   Zielereignisse 1982–1986   9
    2.3.1   Definition primärer Zielereignisse für Auswertungen
          zur Prädiktion des Atheroseroserisikos
          bei Gefäßgesunden   9
    2.3.2   Definition sekundärer Zielereignisse für Auswertungen
          zur Prädiktion des Atheroseroserisikos
          bei Gefäßgesunden   13
    2.3.3   Definition von Zielereignissen für Nebenauswertungen . .   13
    2.4   Definition von Referenz- und Inzidenzgruppen
        für Auswertungen zur Prädiktion des Atheroseroserisikos
        bei Gefäßgesunden; Definition der für sonstige Auswertungen
        herangezogenen Teilgruppen   14
    2.4.1   Inzidenzgruppen für Auswertungen zur Prädiktion
          des Atheroseroserisikos bei Gefäßgesunden   14
    2.4.2   Referenzgruppe für die Auswertungen zur Prädiktion
          des Atheroseroserisikos bei Gefäßgesunden   15
    2.4.3   Stichprobenumfang und Zusammensetzung von Inzidenz-
          und Referenzgruppen für die Auswertungen zur Prädiktion
          des Atheroseroserisikos bei Gefäßgesunden   15
    2.4.4   Definition der in sonstige Auswertungen
          einbezogenen Teilkollektive   16
    2.5   Geprüfte Variable   17
    2.6   Laborverfahren   18
    2.6.1   Blutgewinnung   18
    2.6.2   Allgemeine klinische Chemie   19
    2.6.3   Fettstoffwechselanalytik   20
    2.6.4   Qualitätssicherung und Qualitätskontrolle
          der zur Fettstoffwechselanalytik
          eingesetzten Laborverfahren   21
    2.7   Statistische Verfahren   24

3   Ergebnisse aus Daten der Ersterhebung (1982):
     Einfluß von Lebensgewohnheiten
     auf das Lipoproteinmuster 27

     3.1   Relatives Körpergewicht 27
     3.2   Alkoholkonsum 28
     3.3   Zigarettenrauchen 28
     3.4   Sportliche Freizeitaktivität 28
     3.5   Kombinierter Einfluß mehrerer Lebensgewohnheiten ... 28
     3.6   Lebensgewohnheiten und Lipoproteinbefund:
            Zusammenfassende Bewertung 29

4   Ergebnisse aus der prospektiven Beobachtungsphase
     (Januar 1982 bis Dezember 1986) 31

     4.1   Mortalitätsraten und Inzidenzen primärer Zielereignisse .. 31
     4.1.1 Mortalitätsraten 31
     4.1.2 Inzidenzen primärer Zielereignisse
            (atherosklerotische Ersterkrankungen) 32
     4.2   Mortalitätsraten im GRIPS-Studienkollektiv
            in Abhängigkeit von verschiedenen Prüfvariablen 33
     4.3   Atherosklerotische Ersterkrankungen:
            Inzidenzen in Abhängigkeit von den Prüfvariablen
            (univariate Analysen) 36
     4.3.1 Koronare Manifestationsformen der Atherosklerose
            (koronare Herzkrankheiten, Myokardinfarkt) 36
     4.3.2 Schlaganfall 38
     4.3.3 Periphere arterielle Verschlußkrankheiten (PAVK) 38
     4.3.4 Zusammenfassende Darstellung für alle Lokalisationsformen
            atherosklerotischer Folgekrankheiten (univariate Analysen) . 51
     4.4   Myokardinfarkt (Erstereignisse):
            Inzidenzen in Abhängigkeit von den Prüfvariablen
            (multivariate Analysen) 51
     4.5   Ergänzende, aus Kooperationen mit Dritten hervorgegangene
            Resultate über Mortalität und Koronarrisiko 59
     4.5.1 Psychosozialer Streß und Koronarrisiko:
            Direkte und indirekte Einflüsse 59
     4.5.2 Vergleich der Prävalenz von Risikofaktoren
            und der Inzidenz atherosklerotischer Folgekrankheiten
            sowie der Gesamtmortalität im GRIPS-Studienkollektiv
            und in einer Gruppe gleichaltriger Männer aus Rotchina . 59
     4.6   Myokardinfarktrezidive: Inzidenzen in Abhängigkeit
            von den Prüfvariablen 61

5 Interpretation und Bewertung der aus GRIPS-Teilprojekt B hervorgegangenen Befunde; Schlußfolgerungen 65

5.1 Einfluß von Lebensgewohnheiten auf den Lipoproteinbefund 65

5.2 Zusammenhang zwischen Prüfvariablen und Gesamtmortalität 66

5.3 Risikofaktorprofile verschiedener atherosklerotischer Folgekrankheiten im Vergleich 67

5.4 Risikoprädiktoren für Rezidivereignisse bei Patienten mit durchgemachtem Myokardinfarkt 68

6 Entwicklung eines diagnostischen Konzeptes zur Erkennung von Personen mit erhöhtem Koronarrisiko 71

6.1 Aussage der aus GRIPS-Teilprojekt B hervorgegangenen Befunde 71

6.2 Einbeziehung ergänzender epidemiologischer und pathophysiologischer Befunde 72

6.3 Diagnostisches Konzept zur Früherkennung Koronargefährdeter 73

6.3.1 Allgemeine Untersuchung 74

6.3.2 Lipidscreening 74

6.3.3 Lipoproteinanalytik: Labormethodisches Vorgehen 75

6.3.4 Lipoproteinanalytik: Präventivmedizinische Bewertung zur Beurteilung des Koronarrisikos 77

6.3.5 Therapieentscheidung 77

6.3.6 Spezialanalytik 79

6.4 Vergleich des aus GRIPS hervorgegangenen diagnostischen Konzepts mit anderen Strategieformen zur Erkennung Koronargefährdeter bezüglich Richtlinien und Aussagekraft . 79

6.4.1 Vergleich der Richtlinien verschiedener Strategiekonzepte . 79

6.4.2 Vergleich der diagnostischen Aussagekraft verschiedener Strategiekonzepte 83

6.4.3 Erforderliche Maßnahmen zur Verbesserung der diagnostischen Aussagekraft des aus GRIPS hervorgegangenen Strategiekonzeptes zur Erkennung Koronargefährdeter 84

7 Zusammenfassung 87

7.1 Ergebnisse aus Daten der Ersterhebung 88

7.2 Ergebnisse aus prospektiven Daten I: Mortalitätsraten . . 88

7.3 Ergebnisse aus prospektiven Daten II: Mortalität in Abhängigkeit von Prüfvariablen 89

7.4   Ergebnisse aus prospektiven Daten III:
       Assoziationen zwischen Prüfvariablen und der Inzidenz
       atherosklerotischer Folgekrankheiten   90
7.5   Ergebnisse aus prospektiven Daten IV:
       Assoziationen zwischen den Prüfvariablen und der Inzidenz
       von Myokardinfarkt-Rezidiven   92
7.6   Wesentliche Konsequenzen   93

Literatur   95

Sachverzeichnis   99

1 Einleitung

Neben den malignen Neubildungen stellen die verschiedenen Manifestationsformen der Atherosklerose (koronare Herzkrankheit, Myokardinfarkt, Schlaganfall, periphere arterielle Verschlußkrankheit) die wichtigste Gruppe von
Krankheiten dar, für die allgemein eine wirksame Präventionsstrategie gefor-
dert und angestrebt wird [1, 2]. Dieses beruht nicht zuletzt auf der Tatsache,
daß die genannten Folgeerscheinungen der Atherosklerose, insbesondere die
von den Koronararterien ausgehenden, in westlichen Industrienationen die
wichtigste Ursache für Frühinvalidität und verlorene Lebensjahre darstellen
[1, 3].

Die Bemühungen um eine wirksame Verhütung dieser Krankheiten basieren auf einem Risikofaktorkonzept [1, 4]. Die Atherosklerose kann bis zu
einem gewissen Grad als altersphysiologischer Vorgang gesehen werden [3],
der jedoch so langsam fortschreitet, daß innerhalb der normalen Lebensspanne keine klinisch relevanten Folgen resultieren. Durch ungünstige Einflüsse kann die Progredienz jedoch derart beschleunigt werden, daß es vorzei-
tig zu klinischen Zeichen der Minderdurchblutung in den Versorgungsgebieten
der jeweils betroffenen Arterien kommt [3]. Risikofaktoren sind Merkmale,
die mit einem derart forcierten Ablauf der atherosklerotischen Gefäßveränderungen einhergehen [1, 3]. Zur Prävention der Atherosklerose auf der Grundlage des Risikofaktorkonzeptes kommen grundsätzlich zwei Vorgehensweisen
in Betracht [2, 5]: einerseits eine sogenannte Individualstrategie, bei der die mit
Risikofaktoren belasteten Patienten identifiziert und anschließend einer geziel-
ten Therapie zur Beseitigung der jeweiligen risikosteigernden Merkmale zuge-
führt werden müssen, andererseits eine Bevölkerungsstrategie, die darauf ab-
zielt, durch allgemeingültige Empfehlungen zur Lebensführung die Risikofak-
torprävalenz in der Bevölkerung generell zu senken. Beide Vorgehensweisen
konkurrieren nicht, sie sind vielmehr als komplementär zu verstehen. Allerdings dürfte die individuell ausgerichtete, auf Hochrisikopatienten bezogene
Strategie vorerst noch erfolgversprechender sein, da es noch einige Zeit dauern
wird, bis generalisierte Maßnahmen bevölkerungsweit wirksam greifen werden.

Grundvoraussetzung für den Erfolg der Individualstrategie ist die sichere
Identifikation von Risikopatienten mit hoher Spezifität und Sensitivität.
Hierzu müssen möglichst vollständig jene Merkmale bekannt sein, die mit
hoher Wahrscheinlichkeit zu klinischen Folgen der Atherosklerose durch Be-
schleunigung des Gefäßprozesses führen, deren Fehlen andererseits eine kli-

nisch relevante Forcierung der Atherosklerose weitgehend ausschließt. Diese
Merkmale sind dann in ein geeignetes, diagnostisches Strategieschema zur
Erkennung atherosklerosegefährdeter Risikofälle einzubauen. Nur auf der
Basis eines validen und in sich geschlossenen diagnostischen Konzeptes kann
eine zuverlässige Erkennung präventionsbedürftiger Risikofälle gewährleistet
werden. Gleichzeitig stellen die als wesentlich erkannten, in das Dia-
gnoseschema einbezogenen Risikomerkmale auch die wesentlichen Ansatzpunkte für eine generalisierte Bevölkerungsstrategie dar.

Zu Beginn der 80er Jahre war ein auch nur einigermaßen zufriedenstellen-
des, diagnostisches Schema zur Erkennung atherosklerosegefährdeter Risikofälle nicht existent. Zwar konnten mit Hypertonie, Diabetes mellitus, Zigarettenrauchen und bestimmten Fettstoffwechselstörungen die dominierenden
Risikofaktoren der Atherosklerose im Prinzip als bekannt gelten [1, 4, 7], doch
war eine Umsetzung dieser Kenntnisse in konkrete, präventivmedizinische
Empfehlungen nicht realistisch. Es bestanden noch zu viele Unsicherheiten
und Probleme hinsichtlich:

- der Rangfolge der genannten Risikofaktoren in der Prädiktion des Atheroskleroserisikos,
- der Unterschiedlichkeit dieser Rangfolge in Abhängigkeit von den verschiedenen Lokalisationsformen der Atherosklerose,
- zusätzlich einzubeziehender, noch nicht oder zumindest nicht eindeutig
  identifizierter Risikofaktoren,
- der exakten Definition atherogener Befundkonstellationen sowie der Festlegung von Interventionsgrenzen und Therapiezielen für die einzelnen Risikomerkmale.

Probleme hinsichtlich der Definition von Entscheidungsgrenzen betrafen vor
allem den Bereich des Fettstoffwechsels und der Fettstoffwechselstörungen.
Dieses ergab sich zum Teil durch die Tatsache, daß die zum damaligen Zeitpunkt meist beachtete Fettstoffwechselkomponente, das Serum-Cholesterin,
in offensichtlich kontinuierlicher Beziehung zum Koronarrisiko steht [1, 3, 6],
so daß natürliche Schwellenwerte zur Differenzierung von Gefährdeten und
Nicht-Gefährdeten, vorgegebene Normgrenzen also, nicht existieren.

Weitere Probleme bei der Festlegung von Entscheidungsgrenzen für Fettstoffwechselparameter ergaben sich durch die Tatsache, daß die routinemäßige
Fettstoffwechselanalytik noch bis in die frühen 80er Jahre fast ausschließlich
auf die Quantifizierung zweier Lipidkomponenten des Bluts, des bereits erwähnten Cholesterin und daneben der Triglyzeride, begrenzt war. Durch diese
Beschränkung auf eine sehr summarische Form der Fettstoffwechselanalytik
war es unmöglich, die gefundenen Zusammenhänge zwischen den genannten
Lipidkomponenten und dem Atheroskleroserisiko pathophysiologisch zu be-
gründen und plausibel zu machen. Auch dieses erschwerte die Festlegung von
Entscheidungsgrenzen in der Fettstoffwechseldiagnostik beträchtlich.

In diesem Zusammenhang sind Befunde über Biochemie, Physiologie und
Pathophysiologie des Fettstoffwechsels von entscheidender Bedeutung, aus

denen hervorgeht, daß die Blutlipide, vor allem auch das Blutcholesterin nicht die eigentlich atherogenen Fettstoffwechselkomponenten im Blut sein können.

Alle Blutfettkomponenten finden sich im Plasma nämlich ausschließlich als Bestandteil komplexer Transportpartikel, sogenannter Lipoproteine.

Lipoproteine bestehen grundsätzlich aus den drei Lipidkomponenten Cholesterin, Triglyzeride und Phospholipide sowie aus einer Eiweißkomponente, den Apoproteinen.

Da Lipide nur als Bestandteil von Lipoproteinen im Blut vorkommen, müssen zwangsläufig die Lipoproteine jene Fettstoffwechselkomponenten sein, die mit der Gefäßwand in Wechselbeziehung treten und dort atherogene Effekte entfalten.

Aufgrund unterschiedlicher, physikochemischer Eigenschaften lassen sich im menschlichen Plasma vier reguläre Hauptlipoproteinfraktionen unterscheiden (Übersicht siehe Lit. 8):

- Die very-low-density-Lipoproteine (VLDL), die zu 60% aus Triglyzeriden bestehen und damit der Haupttriglyzeridtransporteur des menschlichen Nüchternplasmas sind. Sie entstammen der Leber und werden im Plasma über intermediäre Zwischenstufen zu LDL metabolisiert.
- Die low-density-Lipoproteine (LDL), die zu 45% aus Cholesterin bestehen und damit der Hauptcholesterintransporteur des menschlichen Plasmas sind. Sie entstehen im Plasma als Metaboliten der VLDL und werden physiologischerweise vorwiegend durch Hepatozyten über einen Rezeptormechanismus (LDL-Rezeptor) aus der Zirkulation entfernt, nur zum geringeren Teil verlassen sie die Blutbahn auch über andere „periphere" Zellsysteme.
- Die high-density-Lipoproteine (HDL), die überwiegend aus Phospholipiden und Proteinen bestehen, aber auch nennenswerte Cholesterinanteile enthalten.
- Die Chylomikronen, die zu 90% aus Triglyzeriden bestehen und die mit der Nahrung zugeführten Lipide vom Darm zur Leber transportieren. Entsprechend dieser Funktion werden sie physiologischerweise nur postprandial im Plasma nachweisbar. Sie werden dort lipolytisch zu Chylomikronen-Remnants metabolisiert, die normalerweise rasch von Hepatozyten über einen Rezeptormechanismus (Remnant-Rezeptor) aus der Zirkulation entfernt werden.

Die labordiagnostische Differenzierung dieser Hauptlipoproteinklassen erscheint – auch bei Routineuntersuchungen des Fettstoffwechsels – aus pathophysiologischen Erwägungen wichtig (Übersicht siehe Lit. 8), da bekannt ist, daß das in arteriellen Gefäßwänden im Bereich atherosklerotischer Plaques nachweisbare Cholesterin nicht etwa dort gebildet wird, sondern aus dem Blutstrom stammt, überwiegend aus den dort zirkulierenden LDL-Partikeln.

Das Ausmaß der Elimination LDL-transportierten Cholesterins aus dem Blutstrom durch nicht-hepatische, periphere Gewebe, insbesondere durch Zellsysteme in der arteriellen Gefäßwand hängt offenbar entscheidend von der Höhe der Plasma-LDL-Konzentration ab. Darüber hinaus scheint die periphere LDL-Aufnahme durch eine biologische Modifikation der LDL-Partikel begünstigt, evtl. sogar erst ermöglicht zu werden.

Aufgrund dieser Eigenschaften gelten die LDL nach pathophysiologischen Befunden als die entscheidende atherogene Fettstoffwechselkomponente. Chylomikronen-Remnants, intermediäre Produkte des VLDL-LDL-Metabolismus und evtl. auch VLDL selbst scheinen ebenfalls zum Transport von Cholesterin in die arterielle Gefäßwand und damit zur Entstehung atherosklerotischer Wandveränderungen beitragen zu können. Sie gelten daher als zumindest potentiell atherogen. Dagegen sind HDL am Abtransport peripher abgelagerten Cholesterins und an seiner Rückführung zur Leber beteiligt. Sie werden aufgrund pathophysiologischer Überlegungen daher als nicht- bzw. anti-atherogen eingestuft.

Aufgrund der interindividuell recht unterschiedlichen Verteilung der Blutlipide auf die genannten Lipoproteinfraktionen und aufgrund deren unterschiedlicher, teils gegensätzlicher, atherogener Wertigkeit bestand bereits Anfang der 80er Jahre kein Zweifel mehr, daß die Einbeziehung der Serum- bzw. Plasmakonzentrationen von Lipoproteinen in diagnostische Maßnahmen zur Erkennung Atherosklerosegefährdeter eine deutliche Verbesserung gegenüber der zu dieser Zeit noch weitgehend üblichen, alleinigen Lipidmessung bringen würde.

Tatsächlich hatte unsere Arbeitsgruppe in einer großen Fallkontrollstudie an Koronarangiographierten (GRIPS Teilprojekt A) fundierte Hinweise erbracht, daß Lipoproteinkonzentrationen wesentlich besser als Lipidspiegel zwischen Personen mit angiographisch gesicherter und angiographisch ausgeschlossener Koronarsklerose differenzieren [9]. Wir konnten zeigen, daß bei geeigneter Wahl von Entscheidungskriterien der Angiographiebefund anhand des Lipoproteinstatus mit einer Sicherheit von 70 bis 80% korrekt vorhergesagt werden kann (siehe auch Abschnitt 6.4.1). Darüber hinaus ergaben sich aus GRIPS Teilprojekt A auch erste, orientierende Richtlinien zur klinischen Bewertung von Lipoproteinbefunden, sowohl für die verschiedenen Einzelparameter als auch für den Lipoproteinstatus insgesamt [9].

Die Übertragbarkeit dieser retrospektiv gewonnenen Daten auf die im präventivmedizinischen Bereich erforderliche, prospektive Beurteilung des Koronarrisikos war jedoch keineswegs gesichert. Für die Erstellung valider Richtlinien zur prognostischen Bewertung von Lipoproteinbefunden schienen nur prospektiv angelegte Großstudien mit einer auf zuverlässigen Meßverfahren basierenden Lipoproteinanalytik geeignet. In den zu Beginn der 80er Jahre bekannten, prospektiv-epidemiologischen Studien waren die Serumkonzentrationen der Lipoproteine entweder gar nicht oder lediglich diejenigen der als protektiv eingeschätzten HDL gemessen worden. Die bereits damals als wesentliche, atherogene Komponente eingestufte LDL-Fraktion war entweder gar nicht berücksichtigt oder über eine Behelfsformel (sogenannte Friedewald-Formel) ermittelt worden, die – wie zumindest heute bekannt – gerade für Reihen- und Screeninguntersuchungen unzulänglich ist [10]. Chylomikron-ämien, die durch eine unzureichende Nahrungskarenz des Untersuchten vor der Blutentnahme leicht induziert werden können und bei Reihenuntersuchungen daher häufig sind, entziehen der genannten Behelfsformel die Grundlage und führen zu falsch niedrigen LDL-Cholesterinwerten.

Ausgehend von dieser Situation wurde 1982 im Rahmen der Göttinger Risiko-, Inzidenz- und Prävalenzstudien das Teilprojekt B eingeleitet, eine prospektive Inzidenzstudie, deren Ziel darin bestand, ein diagnostisches Schema zur Erkennung Atherosklerosegefährdeter auf valider Datengrundlage zu entwickeln. Dabei sollte das Hauptaugenmerk den koronaren Manifestationsformen der Atherosklerose, d. h. ihren bedeutendsten Folgekrankheiten, der koronaren Herzkrankheit und dem Myokardinfarkt gelten. Abweichend von den bis dahin bekannten und auch von parallel initiierten, prospektiven Forschungsvorhaben sollte der potentielle Risikofaktor Fettstoffwechsel im GRIPS-Teilprojekt B mit einer zeitgemäßen Methodik umfassend analysiert werden. Dies bedeutete: neben der üblichen Messung der Serumspiegel von Cholesterin und Triglyzeriden auch eine direkte Quantifizierung aller regulären Lipoproteinklassen (LDL, VLDL, HDL) mit verschiedenen, bewährten Meßtechniken, darüber hinaus eine Bestimmung der wichtigsten Apo-Lipoproteine A-I (Haupteiweißkomponente der HDL) und B (Haupteiweißkomponente der LDL) im Serum.

Selbstverständlich sollten neben der umfassenden Fettstoffwechselanalytik auch alle übrigen damals diskutierten, potentiellen Risikofaktoren der Atherosklerose durch umfassende anamnestische Erhebungen, klinische Untersuchungen und allgemeine Laboranalytik erfaßt werden. Schließlich war vorgesehen, von allen Studienteilnehmern mehrere Serum- und Plasmaproben in Tiefstkühltruhen zu konservieren. Hierdurch sollte gewährleistet werden, daß zu einem späteren Zeitpunkt als atherogene Komponenten diskutierte Parameter noch nachträglich bestimmt werden können.

Es war vorgesehen, der Ersterhebung eine zunächst 5jährige Beobachtungsperiode folgen zu lassen, während derer die bei den Studienteilnehmern auftretenden Krankheitsinzidenzen und Todesursachen erfaßt werden sollten. Das so erhobene Datenmaterial (Ersterhebung und Nachbeobachtungsphase) sollte dann zu folgenden Endresultaten führen:

1. Ermittlung der diagnostischen und klinischen Bedeutung verschiedener potentieller Risikofaktoren in der Prädiktion der atherosklerotischen Folgekrankheiten unter besonderer Beachtung differenziert erfaßter Fettstoffwechselparameter (Lipide, Lipoproteine, Apo-Lipoproteine).
2. Identifikation von zusätzlich zu beachtenden, bislang nicht berücksichtigten Risikofaktoren.
3. Festlegung von sinnvollen Interventionsgrenzen und Therapiezielen für die verschiedenen Risikomerkmale, insbesondere für die Parameter einer differenzierten Fettstoffwechselanalytik.

4. Entwicklung eines komplexen, alle wesentlichen Risikofaktoren einschließenden diagnostischen Schemas zur Erkennung von Personen mit erhöhtem Atheroskleroserisiko und entsprechendem Interventionsbedarf. Dies sollte zumindest für die bedeutendste Lokalisationsform der Atherosklerose, die Koronarsklerose und ihre wichtigste Folgekrankheit, den Myokardinfarkt geschehen.

Mit dieser Zielsetzung wurde GRIPS-Teilprojekt B im Januar 1982 durch Ersterhebung von rund 6500 Studienteilnehmern begonnen, darunter ca. 6000, die die wesentlichen Einschlußkriterien für die prospektive Beobachtungsphase (Alter 40 bis 60 Jahre, männl. Geschlecht, deutsche Nationalität) erfüllten. Prospektive Zwischenergebnisse konnten nach einer insgesamt 5-jährigen Beobachtungsperiode (Januar 1982 bis einschließlich Dezember 1986) auf der Basis einer lückenlosen Erfassung von Krankheitsinzidenzen und Todesursachen bei mehr als 95% der ursprünglich in die Prospektivphase aufgenommenen Studienteilnehmer erstellt werden. Dabei wurde besonderer Wert auf eine zuverlässige Sicherung bzw. zuverlässigen Ausschluß atherosklerotischer Zielereignisse anhand exakt definierter Kriterien (siehe Abschnitt 2.3 und 2.4) gelegt.

Die prospektive Beobachtungsphase von GRIPS-Teilprojekt B dauert gegenwärtig noch an. Durch eine neue Erhebung im Jahre 1991 sollen Inzidenzdaten für einen dann insgesamt 9jährigen Beobachtungszeitraum (Januar 1982 bis inklusive Dezember 1990) ermittelt werden. Die in den nachfolgenden Abschnitten präsentierten Zwischenergebnisse von GRIPS-Teilprojekt B sollen anhand dieser neuen Daten dann überprüft, gegebenenfalls modifiziert, in jedem Falle aber auf eine noch weiter verbesserte Datengrundlage gestellt werden.

2 Studienbeschreibung

2.1 Aufbau der Studie

Das Teilprojekt B der Göttinger Risiko-, Inzidenz- und Prävalenzstudie (GRIPS) wurde im Januar 1982 begonnen: Damals wurden 6543 Industriearbeiter und Angestellte einer umfassenden klinischen, laborchemischen und anamnestischen Erhebung unterzogen. Von diesen Studienteilnehmern wurden Informationen über Geburtsdatum, Ernährungs-, Alkohol- und Rauchgewohnheiten sowie sportliche Aktivitäten erhoben. Weiterhin wurden Angaben zu früheren Erkrankungen, zum aktuellen Gesundheitszustand und zur aktuellen Medikation erfaßt. Darüber hinaus wurde eine Familienanamnese mit Schwerpunkt auf den bekannten Risikofaktoren und den typischen Folgekrankheiten der Atherosklerose erhoben. Neben den anamnestischen Angaben umfaßt der Basisdatensatz eines jeden Patienten einen kompletten Lipid-, Lipoprotein- und Apo-Proteinstatus (Gesamtcholesterin, Serum-Triglyzeride, LDL-Cholesterin, VLDL- und HDL-Cholesterin sowie Apo A-I- und Apo B). Bei der Erstellung dieser Meßwerte wurden mehrere, zur routinemäßigen Fettstoffwechseluntersuchung in Frage kommende Laborverfahren parallel angewandt. Schließlich liegen von jedem Studienteilnehmer Ergebnisse einer umfassenden, allgemeinen klinisch-chemischen Laboruntersuchung vor (Einzelheiten zum Basisdatensatz siehe Abschnitt 2.5 und 2.6).

Ergänzend zu den unmittelbar erstellten Untersuchungsergebnissen wurden von jedem Studienteilnehmer dreimal 1 ml Serum und dreimal 1 ml Plasma bei minus 90 Grad eingelagert. Dieses Material steht für nachträgliche Analysen zur Verfügung und erlaubt so, potentielle Risikofaktoren, die bei Studienbeginn noch nicht diskutiert wurden, zusätzlich einzubeziehen.

In den Jahren 1985 und 1987 wurde das Basisdatenmaterial aus den Ersterhebungen durch zwei Nachbefragungsaktionen ergänzt. Diese dienten zur Erfassung der im Zeitraum 1982 bis einschließlich 1986 bei den Studienteilnehmern aufgetretenen Krankheiten und Todesursachen. Vor Beginn der ersten Nachbefragungsaktion war festgelegt worden, in die prospektive Beobachtungsphase der Studie nur Männer im Alter zwischen 40 und 60 Jahren einzubeziehen und sich außerdem auf Personen deutscher Nationalität zu beschränken. Letzteres wurde notwendig, da zu viele ausländische Untersuchte wegen zwischenzeitlich erfolgter Rückkehr in ihre Heimatländer für die Nachbefragungen unerreichbar geworden waren.

2.2 Studienteilnehmer (Abb. 1)

Auf der Grundlage der o. g. Ausschlußkriterien waren für die prospektive Beobachtungsphase der Studie 6029 Personen berücksichtigt worden. Bis einschließlich 1986 konnten vollständige Verlaufsinformationen über 5737, d. h. für 95,2% dieser Studienteilnehmer eingeholt werden. Bezogen auf die besonders interessante Teilgruppe der zu Studienbeginn gefäßgesunden Personen ($n = 5738$; nähere Definition siehe Abschnitt 2.4) ergibt sich eine Response-Rate von gleichfalls rund 95% ($n = 5467$).

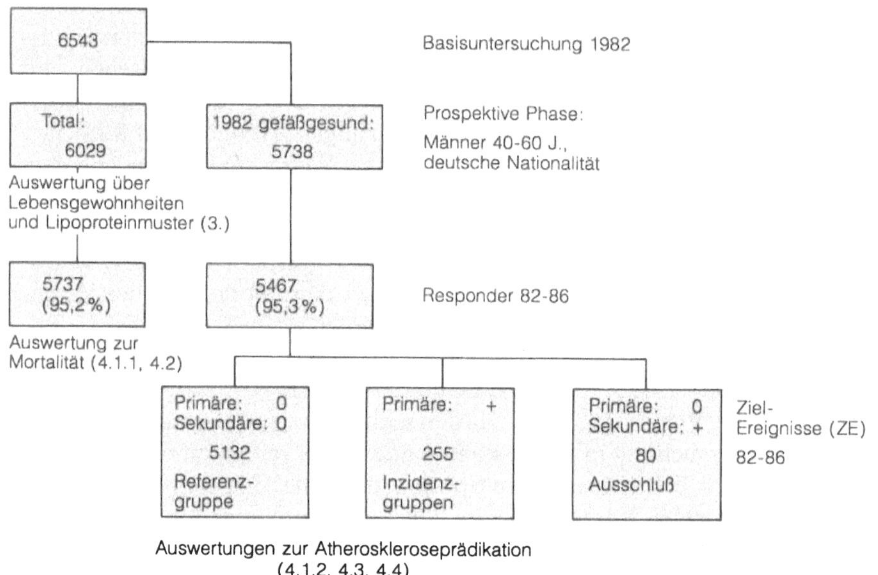

Abb. 1. GRIPS-Teilprojekt B – Studienkollektiv: Definition der für die Auswertungen herangezogenen Teilgruppen

Die Respondergruppe von 5737 Personen wurde für die meisten der bisherigen Auswertungen als Studienkollektiv berücksichtigt (Abb. 1). Besondere Beachtung kam dabei jenen 5467 Respondern zu, bei denen zum Zeitpunkt der Ersterhebung (1982) keine klinischen Anzeichen atherosklerotischer Gefäßerkrankungen bestanden hatten (nähere Definition siehe Abschnitt 2.4). Insgesamt handelte es sich bei dem für die Auswertungen berücksichtigten Studienkollektiv ausschließlich um Männer deutscher Nationalität, die zum Zeitpunkt der Erstuntersuchung im Jahre 1982 exakt zwischen 40,0 und 59,9 Jahre alt gewesen waren.

2.3 Zielereignisse 1982–1986

2.3.1 Definition primärer Zielereignisse für Auswertungen zur Prädiktion des Atheroskleroserisikos bei Gefäßgesunden

Als primäre Zielereignisse können für die Auswertungen zur Prädiktion des Atheroskleroserisikos bei Gefäßgesunden (Abschnitt 4.3 und 4.4) je nach Fragestellung eines oder mehrere der folgenden Krankheitsbilder herangezogen werden: gesicherter nicht tödlicher Herzinfarkt, gesicherter tödlicher Myokardinfarkt, akuter Koronartod; gesicherte koronare Herzkrankheit ohne Myokardinfarkt; gesicherter Schlaganfall (tödlich und nicht tödlich); gesicherte Karotisstenose; gesicherte periphere arterielle Verschlußkrankheit. Die Sicherung des Eintritts eines solchen, primären Zielereignisses erfolgte gemäß nachfolgenden Kriterien.

2.3.1.1 Myokardinfarkt, akuter Koronartod

Zur Sicherung des Zielereignisses Myokardinfarkt bzw. akuter Koronartod wurden (z. T. modifizierte) Richtlinien der Lipid Research Clinics der USA [11], basierend auf klinischem Bild, EKG-Befund [12] und Enzymkonstellation [13] im Akutstadium herangezogen. Dabei wurden für alle drei Bereiche eindeutig und fraglich positive Befunde definiert. Ein gesichertes Zielereignis wurde angenommen, wenn in mindestens zwei der drei Bereiche eindeutig positive Befunde vorlagen. Fielen diese dagegen nur in einem Bereich eindeutig, in den anderen gar nicht oder fraglich positiv aus, so wurde der Fall als fragliches Zielereignis eingestuft, ebenso wenn die Befunde in zwei oder drei Bereichen fraglich, in keinem aber eindeutig positiv ausfielen. Waren alle Befunde eindeutig negativ oder wurde in maximal einem Bereich eine fraglich positive Beobachtung gemacht, so galt ein Zielereignis als ausgeschlossen.

Das *klinische Bild* im Akutstadium wurde als eindeutig positiv bewertet bei Vorliegen eines akuten, heftigen Schmerzereignisses im retrosternalen Bereich, sofern dieses mindestens 30 min anhielt [11, 12, 14]. Andere akute Schmerzereignisse im Thoraxbereich oder in benachbarten Regionen wurden fraglich positiv bewertet.

Eindeutig und fraglich positive *EKG-Befunde* zum Zeitpunkt des Schmerzereignisses wurden analog den Angaben der Lipid Research Clinics der USA anhand des Minnesota Code definiert [11, 12].

Als eindeutig positive *Enzymkonstellationen* wurden folgende Befunde gewertet [11, 13], sofern sie innerhalb von 48 Stunden nach Eintritt des Schmerzereignisses zu beobachten waren:

a) Anstieg der Creatinkinase (CK) auf das mindestens Zweifache der oberen Normgrenze des jeweiligen Laboratoriums, in Verbindung mit einem Anstieg ihres MB-Isoenzyms (CK-MB) auf mehr als 10 U/l und auf mehr als 6% der Gesamt-CK *oder*

b) Anstieg der CK und der Hydroxy-Buthyrat-Dehydrogenase (HBDH) auf mindestens das Zweifache der oberen Normgrenze des jeweiligen Laboratoriums *oder*

c) Anstieg der CK, der Laktatdehydrogenase (LDH) und der Glutamat-Oxalacetat-Transaminase (GOT) auf mindestens das Zweifache der oberen Normgrenze des jeweiligen Laboratoriums, sofern der Quotient CK/GOT einen Wert von 10 nicht überschritt.

CK-Erhöhungen, die nicht das Doppelte der oberen Normgrenze des jeweiligen Laboratoriums betrugen, oder aber mit keiner der vorgenannten Konstellationen anderer Enzyme verbunden waren, galten als fraglich positiv.

Als eindeutiger bzw. fraglicher Myokardinfarkt mit tödlichem Verlauf galten Fälle, bei denen der Betroffene während eines durch einen gesicherten bzw. fraglichen Myokardinfarkt bedingten Akutaufenthaltes im Krankenhaus verstarb. Nur eindeutige tödliche Myokardinfarkte galten als primäre Zielkrankheit, fragliche Fälle dagegen als sekundäres Zielereignis (s. Abschnitt 2.3.2). Plötzliche, unerwartete Todesfälle bei Patienten mit bekannter Koronarsklerose wurden als gesicherter akuter Koronartod bewertet, außerdem akute Todesfälle, die innerhalb einer Stunde nach entsprechendem, typischem (s. o.) Schmerzereignis eintraten, bei denen diagnostische Maßnahmen (EKG, Enzyme) zur Sicherung eines Myokardinfarkts aber nicht mehr durchgeführt worden waren. Als gesicherter akuter Koronartod galten weiterhin unerwartete Todesfälle, bei denen anschließend ein frischer Myokardinfarkt autoptisch zu sichern war. In allen Fällen von akutem Koronartod war für die Sicherung der Diagnose allerdings Voraussetzung, daß sich keinerlei Anhalt für eine andere Todesursache ergab. Unerwartete, plötzliche Todesfälle, bei denen die Voraussetzungen für einen gesicherten akuten Koronartod nicht erfüllt und bei denen keine anderen Todesursachen zu ermitteln waren, wurden als fraglicher akuter Koronartod gewertet. Dieses galt auch für jene Fälle, bei denen die Kriterien für einen akuten Koronartod zwar erfüllt, eine andere Todesursache aber weder eindeutig auszuschließen, noch eindeutig für den Tod verantwortlich zu machen war. Nur ein gesicherter, akuter Koronartod wurde als primäres Zielereignis angesehen, fragliche Fälle hingegen als sekundäres Zielereignis eingestuft (s. Abschnitt 2.3.2).

2.3.1.2 Schlaganfälle

Die Sicherung des Zielereignisses Schlaganfall erfolgte in erster Linie anhand des klinischen Bildes [15]. Akute Ereignisse mit rascher Entwicklung klinischer Zeichen fokaler oder globaler, cerebraler Funktionsstörungen, die mehr als 24 Std. oder bis zum Tod des Betroffenen anhielten, wurden als gesicherter Schlaganfall immer dann angesehen, wenn für dieses Symptombild keine nichtvaskuläre Ursache (z. B. Intoxikation, Trauma, Infektion) zu finden war. Soweit verfügbar, wurde das klinische Bild durch Sichtung von Computertomogrammen bzw. Autopsiebefunden erhärtet. Sprachen diese eindeutig für einen Schlaganfall, so wurde ein solcher, selbst bei nicht eindeutigem klinischem Bild, als gesichert angenommen. Andererseits waren Computertomogramm und Autopsiebefund zur Sicherung der Diagnose „Schlaganfall" nicht erforderlich, sofern das klinische Bild im oben geschilderten Sinne eindeutig war.

Klinische Zustände, die für eine vaskulär bedingte fokale oder globale, cerebrale Dysfunktion sprechen konnten, o. g. klinische Kriterien aber nicht eindeutig erfüllten (Dauer der Symptomatik weniger als 24 Std., andere Ursache möglich, aber weder eindeutig auszuschließen noch eindeutig zu sichern), wurden als fraglicher Schlaganfall angesehen. Kam es im Zusammenhang mit dem oben beschriebenen, für einen Schlaganfall als eindeutig (oder fraglich) positiv angesehenen Befund zum Tod des Betroffenen, so wurde das Ereignis als gesicherter (bzw. fraglicher) Schlaganfall mit tödlichem Verlauf gewertet.

2.3.1.3 Carotis-Stenose

Bei anamnestischen Hinweisen auf eine Carotis-Stenose im Beobachtungszeitraum wurde die Diagnose anhand klinischer Unterlagen geprüft. Eine Carotis-Stenose galt als gesichert, wenn in Krankenblättern entsprechende Befunde aus Angiographie- oder Ultraschall-Doppler-Sonographie Untersuchungen vorlagen bzw. wenn eine Carotis-Bypass-Operation durchgeführt worden war.

2.3.1.4 Periphere arterielle Verschlußkrankheit

Der Verdacht auf Vorliegen einer peripheren arteriellen Verschlußkrankheit wurde gestellt, wenn ein Studienteilnehmer im Rahmen der Nacherhebungen die Standardfragen zur Erfassung der Claudicatio intermittens nach WHO [14] positiv beantwortete. In solchen Fällen wurde die Verdachtsdiagnose anhand folgender Fragen bezüglich klinischer Untersuchungsbefunde weiter überprüft:

– Durchführung einer peripheren, arteriellen Bypass-Operation?
– Sicherung einer arteriellen Gefäßstenose im Bereich einer der unteren Extremitäten mit Hilfe der Aorto-Arteriographie?
– Nachweis einer Gefäßstenose in der von der Schmerzsymptomatik betroffenen Extremität mit Hilfe der Ultraschall-Doppler-Sonographie?
– Nachweis eines Strombahnhindernisses in der von der Schmerzsymptomatik betroffenen Extremität anhand des Oszillogramms?
– negative Pulspalpation in der von der Schmerzsymptomatik betroffenen Extremität?

Es wurde festgelegt, Fälle mit positiver Beantwortung der WHO-Fragen zur Claudicatio intermittens [14] und mindestens einem positiven klinischen Befund als gesicherte periphere arterielle Verschlußkrankheit einzustufen. Bei vollständig fehlenden klinischen Informationen wäre der Fall als fragliche, periphere arterielle Verschlußkrankheit zu bewerten gewesen, eine solche Konstellation kam bislang jedoch nicht vor. Bei positiver Beantwortung der WHO-Fragen, aber ausnahmslos negativen Ergebnissen in den verfügbaren, klinischen Befunden wurde eine periphere arterielle Verschlußkrankheit ausgeschlossen. In solchen Fällen wurde das anamnestisch angegebene Beschwerdebild als „Claudicatio intermittens" kodiert. Bestanden anamnestisch Gehschmerzen im Bein bei nicht vollständig positiver Beantwortung der WHO-Fragen zur Claudicatio intermittens, so wurde dieser Befund mit „unspezifischer Beinschmerzen" kodiert, dies dann allerdings ohne vorherige Prüfung klinischer Befunde.

2.3.1.5 Koronare Herzkrankheit

Der Verdacht auf eine koronare Herzkrankheit wurde geäußert, wenn im Rahmen der Nachbefragungsaktionen die WHO-Fragen zum Symptomen-Komplex der Angina pectoris positiv beantwortet wurden [14]. In solchen Fällen wurde die Verdachtsdiagnose anhand folgender Fragen bezüglich klinischer Untersuchungsbefunde weiter überprüft:

- Sicherung von Koronarstenosen im Rahmen einer Koronarangiographie?
- Durchführung einer Koronar-Bypass-Operation?
- Vorliegen typischer Befunde im Ruhe-EKG während pectanginöser Schmerzanfälle gemäß Minnesota Code [12, 16, 17]?
- Vorliegen derselben Symptome im Ruhe-EKG, außerhalb von pectanginösen Schmerzattacken als Zeichen einer chronischen Koronarinsuffizienz?
- Vorliegen von Zeichen der Koronarinsuffizienz im Belastungs-EKG gem. Minnesota Code [12, 16, 17]?

Es wurde festgelegt, bei positiver Beantwortung der WHO-Fragen zum Symptomenkomplex der Angina pectoris [14] und bei mindestens einem positiven der vorgenannten klinischen Befunde eine gesicherte koronare Herzkrankheit anzunehmen. Bei positiven WHO-Fragen und nicht verfügbaren klinischen Befunden wäre eine fragliche koronare Herzkrankheit anzunehmen gewesen, doch trat ein solcher Fall bislang nicht auf. Bei positiven WHO-Fragen, aber ausnahmslos negativen Ergebnissen in den verfügbaren, klinischen Befunden wurde eine manifeste KHK als ausgeschlossen betrachtet. Ein solcher Befund wurde mit dem Begriff „Angina pectoris" kodiert. Wurden zwar anamnestisch Herzschmerzen angegeben, die WHO-Fragen zur Angina pectoris aber nicht vollständig positiv beantwortet, so erfolgte die Kodierung dieses Beschwerdebildes als „unspezifische Herzschmerzen", dies dann allerdings ohne vorherige Prüfung klinischer Befunde.
Wurde bei einem Studienteilnehmer im Beobachtungszeitraum die Neuentwicklung einer koronaren Herzkrankheit auf der Grundlage der vorgenannten Befunde eindeutig gesichert, so wurde der Teilnehmer noch einmal gezielt nach Anhaltspunkten für ein akutes Myokardinfarktereignis befragt, außerdem wurden die verfügbaren klinischen Unterlagen einer entsprechenden, sorgfälti-

gen Sichtung unterzogen. Konnte dabei ein Myokardinfarktereignis gem. den Kriterien von 2.3.1.1 im Beobachtungszeitraum nicht *eindeutig* gesichert werden, so galt der Fall als Neuentwicklung einer koronaren Herzkrankheit ohne Myokardinfarkt. Dies galt auch dann, wenn die Kriterien für ein fragliches Myokardinfarktereignis (s. Abschnitt 2.3.1.1) im Beobachtungszeitraum erfüllt waren.

2.3.2 Definition sekundärer Zielereignisse für Auswertungen zur Prädiktion des Atheroskleroserisikos bei Gefäßgesunden

Als sekundäre Zielereignisse galten im Rahmen der Auswertungen zur Prädiktion des Atheroskleroserisikos bei Gefäßgesunden (Abschnitte 4.3 und 4.4) generell alle Todesfälle, die nicht mit Sicherheit auf Folgekrankheiten der Atherosklerose zurückzuführen waren. Unter die sekundären Zielereignisse fallen somit neben den eindeutig nicht-atherosklerotisch bedingten Todesfällen auch alle fraglichen Schlaganfälle und fraglichen Myokardinfarkte mit tödlichem Verlauf, weiterhin alle fraglichen Fälle von akutem Koronartod. Außerdem sind unter die sekundären Zielereignisse alle fraglichen Folgekrankheiten atherosklerotischer Gefäßveränderungen mit nicht-tödlichem Verlauf einzuordnen. Die Differentialdiagnose zwischen primären und sekundären Zielkrankheiten erfolgte nach den in 2.3.1 aufgezeigten Kriterien.

2.3.3 Definition von Zielereignissen für Nebenauswertungen

Für Auswertungen zur *Gesamt-, Koronar- und Malignommortalität* in Abhängigkeit von den Prüfvariablen (Abschnitte 4.1.1 und 4.2) waren alle Todesfälle insgesamt bzw. Todesfälle durch Malignome oder Koronarerkrankungen (Myokardinfarkt, akuter Koronartod, koronare Herzkrankheit) als Zielereignisse definiert.

Zur Ermittlung der Ursache von Todesfällen wurde grundsätzlich wie folgt vorgegangen:

Die im Studienkollektiv gemeldeten Todesfälle wurden zunächst daraufhin überprüft, ob die Kriterien für ein fragliches oder gesichertes akutes Koronar- oder Schlaganfallereignis vorlagen (siehe Abschnitt 2.3.1, 2.3.2) und ggfs. einer dieser Diagnosen zugeordnet. Ergab sich kein Anhalt für ein kardio- oder cerebrovaskuläres Ereignis als Todesursache, so wurde die von dem zuletzt zuständigen Arzt festgestellte Todesursache ohne weitere Prüfung übernommen. Während also kardio- oder cerebrovaskuläre Todesursachen nach präzise definierten Kriterien gesichert bzw. ausgeschlossen sind, ist eine entsprechend aufwendige Validierung für sonstige Todesfälle bislang nicht erfolgt.

Für die Auswertungen zur *Häufigkeit von Myokardinfarktrezidiven* in Abhängigkeit von den Prüfvariablen galt der Eintritt eines gesicherten Zweitinfarktes oder eines gesicherten akuten Koronartodes (Sicherung gemäß den Kriterien von 2.3.1.1) bei bereits vor 1982 stattgefundenem Erstinfarkt (ebenfalls gesichert gemäß den Kriterien von 2.3.1.1) als Zielereignis.

2.4 Definition von Referenz- und Inzidenzgruppen für Auswertungen zur Prädiktion des Atheroskleroserisikos bei Gefäßgesunden; Definition der für sonstige Auswertungen herangezogenen Teilgruppen

2.4.1 Inzidenzgruppen für Auswertungen zur Prädiktion des Atheroskleroserisikos bei Gefäßgesunden

Als Inzidenzfälle für die Auswertungen zur Prädiktion atherosklerotischer Folgekrankheiten bei Gefäßgesunden wurden alle Follow-up-Responder berücksichtigt, die im Beobachtungszeitraum zwischen Januar 1982 und Dezember 1986 ein primäres Zielereignis (s. Abschnitt 2.3.1) erlitten hatten, sofern sie nicht unter das folgende Ausschlußkriterium fielen: Vorliegen von Folgeerkrankungen der Atherosklerose bereits zum Zeitpunkt der Erstuntersuchung im Jahre 1982. Als Folgekrankheiten der Atherosklerose galten in diesem Zusammenhang gesicherte und fragliche Fälle von (a) koronarer Herzkrankheit, (b) Myokardinfarkt, (c) peripherer arterieller Verschlußkrankheit, (d) Carotis-Stenose oder (e) Schlaganfall. Die Sicherung und Validierung von Myokardinfarkt, Schlaganfall und Carotis-Stenose vor 1982 erfolgte nach denselben Kriterien, die auch für den Beobachtungszeitraum 1982–1986 herangezogen wurden und in Abschnitt 2.3.1 eingehend geschildert sind. Die Diagnose „koronare Herzkrankheit" bzw. „periphere arterielle Verschluß-krankheit" vor 1982 wurde lediglich anhand des Standard-Fragebogens der WHO [14] gestellt (vollständig positive Beantwortung der Fragen).

> Die Inzidenzgruppe für primäre Zielereignisse umfaßt also alle Follow-up-Responder, die bei der Erstuntersuchung im Jahre 1982 frei von fraglichen oder gesicherten Folgekrankheiten der Atherosklerose gewesen waren, im Beobachtungszeitraum von Januar 1982 bis Dezember 1986 aber ein primä-res Zielereignis erlitten haben.

Bei Auswertungen, die nicht auf alle, sondern nur auf bestimmte primäre Zielereignisse (einzelne Folgekrankheiten der Atherosklerose) ausgerichtet sind, wird die Inzidenzgruppe auf jene Personen beschränkt, die die jeweils interessierende(n) Zielkrankheit(en) erlitten haben, die übrigen Inzidenzfälle werden ausgeschlossen. Studienteilnehmer, die neben der (den) jeweils interes-sierenden Zielkrankheit(en) während des Beobachtungszeitraumes noch ein weiteres, primäres Zielereignis (andere Folgekrankheit der Atherosklerose) erlitten haben, werden im allgemeinen trotzdem als Inzidenzfall mitberück-sichtigt. Bei kombiniertem Auftreten von Schlaganfall und Myokardinfarkt geht der Teilnehmer allerdings nur in die Inzidenzgruppe des zuerst aufgetrete-nen Zielereignisses ein. Bei Auswertungen zum Zielereignis „koronare Herz-krankheit ohne Myokardinfarkt" führt das Auftreten eines akuten Myo-kardinfarktes im Beobachtungszeitraum naturgemäß zum Ausschluß des Teil-nehmers aus der Inzidenzgruppe. Teilnehmer, die zuerst ein primäres Zielereignis im Beobachtungszeitraum erlitten, später aber an einer anderen Todesursache verstarben, werden für das zunächst eingetretene primäre Zielereignis als Inzidenzfall mitberücksichtigt.

2.4.2 Referenzgruppe für die Auswertungen zur Prädiktion des Atheroskleroserisikos bei Gefäßgesunden

Die Referenzgruppe umfaßt alle Follow-up-Responder, die vor 1982 frei von gesicherten oder fraglichen Folgekrankheiten der Atherosklerose waren und solche im Zeitraum zwischen 1982 und 1986 auch nicht entwickelt haben.

Als Folgekrankheiten der Atherosklerose galten dabei die in Abschnitt 2.4.1 aufgezählten Krankheitsbilder. Als Kriterien zur Sicherung und Validierung bzw. zum Ausschluß von Folgekrankheiten der Atherosklerose galten für den Zeitraum vor 1982 die in Abschnitt 2.4.1 geschilderten Kriterien, für den Zeitraum 1982 bis 1986 die im Abschnitt 2.3.1 dargestellten Richtlinien. Nicht für die Referenzgruppe berücksichtigt wurden alle im Beobachtungszeitraum 1982 bis 1986 verstorbenen Studienteilnehmer, unabhängig von der Todesursache.

2.4.3 Stichprobenumfang und Zusammensetzung von Inzidenz- und Referenzgruppen für die Auswertungen zur Prädiktion des Atheroskleroserisikos bei Gefäßgesunden

Für die wichtigsten im vorliegenden Bericht dargestellten Auswertungen (Prädiktion des Atheroskleroserisikos bei Gefäßgesunden mit Hilfe potentieller Risikofaktoren; Abschnitte 4.3 und 4.4) konnten von den insgesamt 5737 Follow-up-Respondern 5387 berücksichtigt werden (Abb. 1). Auszuschließen waren 270 Personen, bei denen bereits zum Zeitpunkt der Ersterhebung Hinweise auf eine atherosklerotische Gefäßkrankheit bestanden hatten (49 sichere, 29 fragliche Myokardinfarkte; je 10 sichere bzw. fragliche Schlaganfälle; 145 Fälle mit chronischer koronarer Herzkrankheit; 27 Fälle mit peripherer arterieller Verschlußkrankheit); außerdem 80 Personen, die 1982 gefäßgesund gewesen waren, im Beobachtungszeitraum aber ein sekundäres Zielereignis gemäß den Kriterien von 2.3.2 entwickelten und somit von den Auswertungen zur Prädiktion des Atheroskleroserisikos bei Gefäßgesunden auszuschließen waren (17 Fälle mit Auftreten einer fraglichen atherosklerotischen Folgekrankheit im Beobachtungszeitraum sowie 63 Fälle, die zwischen Januar 1982 und Dezember 1986 an einer nicht atherosklerotisch bedingten Ursache verstarben).

Berücksichtigt werden konnten für die Auswertungen zur Prädiktion des Atheroskleroserisikos bei Gefäßgesunden somit 5132 Studienteilnehmer, die 1982 frei von atherosklerotischen Folgekrankheiten gewesen und dieses im Beobachtungszeitraum bis einschließlich Dezember 1986 auch geblieben waren (Referenzgruppe) sowie 255 Personen, die 1982 in bezug auf atherosklerotische Gefäßveränderungen ebenfalls noch klinisch gesund gewesen waren, im Beobachtungszeitraum aber im Sinne eines Erstereignisses ein gesichertes primäres Zielereignis erlitten (Inzidenzgruppen).

Die Gesamtheit der 255 Inzidenzfälle verteilt sich wie folgt auf die einzelnen primären Zielereignisse (siehe auch Tabelle 1): 107 Fälle mit Myokardinfarkt, 49 Fälle mit Schlaganfall (davon 2, die nach dem Schlaganfallereignis zusätzlich noch einen Myokardinfarkt erlitten; gemäß den in Abschnitt 2.4.1 wiedergegebenen Definitionen wurden diese beiden Fälle lediglich in der Schlaganfallgruppe berücksichtigt), 73 Neuerkrankungen an koronarer Herzkrankheit ohne Myokardinfarkt, 26 Neuerkrankungen an peripherer arterieller Verschlußkrankheit.

2.4.4 Definition der in sonstige Auswertungen einbezogenen Teilkollektive

Die Auswertungen über *Zusammenhänge zwischen Lebensgewohnheiten und Lipoproteinmuster* (Abschnitt 3), die nur auf Daten der Ersterhebung basieren, wurden unter Berücksichtigung des gesamten, in die prospektive Studienphase einbezogenen Kollektivs ($n = 6029$) durchgeführt (Abb. 1).

Tabelle 1. Häufigkeit primärer Zielereignisse im Studienkollektiv von GRIPS-Teilprojekt B während des 5jährigen Beobachtungszeitraumes (Januar 1982 bis Dezember 1986)

Primäres Zielereignis	Anzahl Fälle	
Myokardinfarkt, tödlich	23	
Myokardinfarkt, sonstige	80	
Akuter Koronartod	4	
Akute Koronarereignisse total		107
KHK ohne Myokardinfarkt		73
Schlaganfall, tödlich	15	
Schlaganfall, sonstige	34	
Schlaganfälle, gesamt		49
Periphere arterielle Verschlußkrankheit		26
Zielereignisse, gesamt		255

Die Zahlen beziehen sich auf die für die prospektiven Auswertungen herangezogene Gruppe, d.h. auf jene Studienteilnehmer, für die lückenlose Verlaufsdaten über den gesamten Beobachtungszeitraum vorliegen und die zum Zeitpunkt der Ersterhebung (1982) ohne Zeichen einer klinisch manifesten Gefäßerkrankung gemäß den Richtlinien von Abschnitt 2.3 und 2.4 gewesen waren (Responder mit 1982 unauffälligem Gefäßstatus; $n = 5467$). Es sind somit nur Erstereignisse bzw. Neuerkrankungen definitiv gesicherter atherosklerotischer Folgekrankheiten angegeben.

Für Auswertungen zur *Gesamt-, Koronar- und Malignom-Mortalität* (Abschnitte 4.1.1, 4.2) wurde die Gesamtheit aller Follow-up-Responder, unabhängig vom Gefäßstatus der einzelnen Individuen im Jahre 1982 herangezogen ($n = 5737$; Abb. 1).

Die Auswertungen über die *Häufigkeit von Myokardinfarktrezidiven* (siehe Abschnitt 4.6) basieren auf den Daten von insgesamt 49 Studienteilnehmern, die bereits zum Zeitpunkt der Ersterhebung (1982) einen Myokardinfarkt durchgemacht hatten und daher definitionsgemäß von den Hauptauswertungen der Studie ausgeschlossen waren.

2.5 Geprüfte Variable

Der Einfluß auf die Eintrittswahrscheinlichkeit von verschiedenen atherosklerotischen Folgekrankheiten (Erstereignisse), von Myokardinfarktrezidiven sowie von verschiedenen Todesursachen im 5jährigen Beobachtungszeitraum der Studie wurde für eine Vielzahl von anamnestischen, klinischen und laborchemischen Variablen geprüft, die 1982 im Rahmen der Erstuntersuchung der Studienteilnehmer erfaßt worden waren (Prüf- oder Baseline-Variable). Besondere Beachtung wurde dabei Parametern zur Charakterisierung der Fettstoffwechselsituation geschenkt: Cholesterin, Triglyzeride, LDL-Cholesterin, VLDL-Cholesterin, HDL-Cholesterin, Apo A-I, Apo B, LDL/HDL-Cholesterinverhältnis, Apo B/A-I-Verhältnis. Weitere stetige Variable, deren Einflüsse auf das Risiko für die o. g. Zielereignisse mitgeprüft wurden, waren: Lebensalter, relatives Körpergewicht, systolischer und diastolischer Blutdruck, Plasmaspiegel für Blutglukose und Harnsäure. Darüber hinaus wurde die Beziehung zur Eintrittswahrscheinlichkeit für die o. g. Zielereignisse auch für eine Reihe diskreter Variablen untersucht. Deren Ausprägungsstufen waren wie folgt definiert:

Blutdruckmeßwerte
Normal < 140 mmHg systolisch und < 90 mmHg diastolisch;
grenzwertig 140–159 mmHg systolisch oder 90–94 mmHg diastolisch;
erhöht ab 160 mmHg systolisch bzw. ab 95 mmHg diastolisch [18].

Plasmaglukosewert
Normal < 120 mg/dl;
grenzwertig 120–149 mg/dl;
erhöht ab 150 mg/dl [19].

Alkoholkonsum
a) praktisch abstinent (Alkoholkonsum seltener als einmal pro Woche)
b) Alkoholkonsum gelegentlich (an 1–4 Tagen pro Woche)
c) Alkohol regelmäßig (an 5 und mehr Tagen pro Woche)

Rauchgewohnheiten
a) Regelmäßiger Konsum von mindestens fünf Zigaretten pro Tag zum Zeitpunkt der Ersterhebung = aktiver Raucher;
b) vorgenannte Kriterien nicht erfüllt = Nichtraucher.

Sportliche Betätigung
a) selten (weniger als einmal pro Woche),
b) gelegentlich (ein- bis zweimal pro Woche),
c) regelmäßig (mehr als zweimal pro Woche).
Gewertet wurden dabei nur sportliche Betätigungen von mindestens einer halben Stunde Dauer.

Relatives Körpergewicht
Normalgewicht (Body Mass Index, BMI < 30 kg/m^2),
Übergewicht (BMI ab 30 kg/m^2).

Familiäre Belastung bzgl. Myokardinfarkt
Anzahl Blutsverwandte ersten Grades mit Myokardinfarkt oder akutem Koronartod vor dem 60. Lebensjahr ($0/1/2/\geq 3$).

Familiäre Belastung bzgl. Schlaganfall
Anzahl Blutsverwandte 1. Grades mit Schlaganfall vor dem 65. Lebensjahr ($0/1/2/\geq 3$).

Weitere für die Auswertungen berücksichtigte, diskrete Variable werden durch Definition von Grenzwerten aus den stetigen Variablen gebildet (z. B. Alter unter und ab 50 Jahre, Cholesterin unter und ab 200 mg/dl, etc.).

2.6 Laborverfahren

2.6.1 Blutgewinnung

Von jedem Untersuchten wurden 10 ml Blut ohne Zugabe eines Antikoagulans zur Gewinnung von Serum und weitere 10 ml unter Zugabe von Ammoniumheparinat zur Gewinnung von Plasma abgenommen. Die für die Blutentnahme erforderliche Punktion der Cubitalvene erfolgte nach maximal 1 minütiger Venenstauung, die Entnahme selbst grundsätzlich am sitzenden Patienten. Es wurde beachtet, daß jeder Patient vor der Blutentnahme eine insgesamt halbstündige Wartezeit einhielt und in dieser Phase keiner körperlichen Belastung ausgesetzt war. Personen mit akuten Infektionserkrankungen des Respirations- bzw. Gastrointestinaltraktes wurden nicht untersucht, sondern zu einem späteren Zeitpunkt, nach Abklingen des akuten Beschwerdebildes, erneut einbestellt. Ebenfalls zurückgestellt und später nachuntersucht wurden Personen, bei denen Krankenhausaufenthalte von über einer Woche um weniger als drei Monate zurücklagen. Durch diese Maßnahmen sollten Einflußgrößen möglichst ausgeschlossen werden, die insbesondere zu vorübergehenden, u. U. erheblichen Veränderungen der Plasmaspiegel von Fettstoffwechselkomponenten führen können und dadurch evtl. bedingt hätten, daß die in der Studie gemessenen Plasma- und Serumkonzentrationen einzelner Teilnehmer nicht repräsentativ für die vom Fettstoffwechsel ausgehende, langfristige Gefäßbelastung gewesen wären.

Aus praktischen Gründen war es unmöglich, bei allen Untersuchten eine 12stündige Nüchternperiode vor der Blutentnahme mit Sicherheit zu gewährleisten. Auf eine solche Vorgabe wurde daher verzichtet. Es wurde darauf geachtet, daß die Blutentnahme prinzipiell mindestens 5–6 Stunden nach der letzten Nahrungsaufnahme erfolgte. Aus früheren Pilotstudien [20] geht hervor, daß die Serumspiegel von Cholesterin, Lipoproteinen und Apoproteinen im streng nüchternen Stadium sowie in Postprandialphasen praktisch identisch ausfallen, sofern geeignete Laborverfahren [10, 20] zur Anwendung kommen. Der Triglyzeridspiegel ist dagegen das Hauptproblem bei postprandial durchgeführten Blutentnahmen, da er durch Auftreten der die Nahrungsfette transportierenden, überwiegend triglyzeridhaltigen Chylomikronen erheblich (mit einem Maximum etwa 3–4 Stunden nach Nahrungsaufnahme) ansteigen kann. Jedoch konnten wir in Pilotstudien [20] feststellen, daß die wichtigste, im Rahmen von GRIPS eingesetzte Methode zur Lipoproteinquantifizierung, die quantitative Lipoproteinelektrophorese [10, 21], die Möglichkeit bietet, einen Nüchtern-Triglyzeridwert zu berechnen, selbst wenn die Blutentnahme im Postprandialstadium erfolgt. Diese Möglichkeit ergibt sich, weil bei dem Verfahren Chylomikronen am Startpunkt liegen bleiben und das Elektrophoresediagramm nicht beeinflussen. Dementsprechend können die Serumspiegel für LDL, VLDL und HDL sowie für das von diesen Lipoproteinfraktionen transportierte Cholesterin auch im Postprandialstadium mit hoher Richtigkeit und Präzision bestimmt werden. Unter Berücksichtigung eines konstanten Cholesterin- und Triglyzeridanteils in den genannten Lipoproteinfraktionen läßt sich dann rechnerisch der von LDL, VLDL und HDL transportierte Triglyzeridgehalt des Serums, der Triglyzeridspiegel im Chylomikronen-freien Blut (Chylomikronen-unabhängige Triglyzeride), ermitteln. In entsprechenden Versuchen hat sich gezeigt, daß dieser rechnerisch bestimmte Triglyzeridwert in guter Übereinstimmung mit dem tatsächlichen Nüchtern-Triglyzeridspiegel steht [20]. Dies wird auch durch die Beobachtung bestätigt, daß der für unsere Studiengruppe rechnerisch ermittelte, durchschnittliche Triglyzeridspiegel in guter Übereinstimmung mit den Nüchterntriglyzeridkonzentrationen aus einer anderen deutschen Prospektivstudie [22] und aus amerikanischen Erhebungen an Männern weißer Hautfarbe steht [23]. Aufgrund dieser Beobachtungen und Überlegungen werden für die Auswertungen des GRIPS-Teilprojektes B die rechnerisch ermittelten „Nüchtern"-Triglyzeride eingesetzt.

2.6.2 Allgemeine klinische Chemie

Aus dem Heparinplasma der Studienteilnehmer wurden auf einem Autoanalyzer-SMAC der Fa. Technicon, Bad Vilbel, die folgenden allgemeinen klinisch-chemischen Parameter bestimmt: Natrium, Kalium, Calcium, Harnstoff, Harnsäure, Kreatinin, Gesamteiweiß, Bilirubin, Eisen, Albumin, anorganisches Phosphat, GOT, GPT, alk. Phosphatase, Gamma-GT. Die Bestimmungen erfolgten mit Hilfe von kommerziell erhältlichen, standardisierten Reagenziensätzen der Fa. Technicon, Bad Vilbel. Die Plasmaglukose wurde an einem Eppendorf Substrat-Automaten unter Anwendung von Reagenziensätzen der Fa. Boehringer Mannheim (Hexokinase Methode) quantifiziert.

2.6.3 Fettstoffwechselanalytik

Das Serummaterial der Studienteilnehmer diente der speziellen Lipidanalytik, wobei Cholesterin und Triglyzeride mit Hilfe standardisierter, enzymatischer Testkits der Fa. Boehringer, Mannheim, an einem Eppendorf Substratautomaten quantifiziert wurden (CHOD-PAP bzw. GPO-PAP Methode). Beide Bestimmungen wurden im Jahre 1984 aus eingefrorenen Serumproben wiederholt (im Rahmen der zum gleichen Zeitpunkt durchgeführten, erstmaligen Bestimmung der Apoproteine A-I und B). Es ergaben sich zu den 1982 durchgeführten Erstanalysen nur unwesentliche Unterschiede. Da die Präzision und die Richtigkeit der Meßreihen von 1984 gemäß den Daten der Qualitätskontrollstatistik besser als jene der Meßreihen aus dem Jahre 1982 waren, wird im vorliegenden Bericht und für die hier dargestellten Auswertungen auf die 1984 erstellten Meßwerte zurückgegriffen.

Die Quantifizierung der Lipoproteine des Serums erfolgte nach dem Prinzip der quantitativen Lipoproteinelektrophorese unter Verwendung des kommerziell erhältlichen Lipodophor-All-In-Systems der Fa. Immuno Diagnostika GmbH, Heidelberg [21].

Das Verfahren liefert mit hoher Präzision und Richtigkeit quantitative Werte für β-, Prä-β- und α-Cholesterin. Da sich Dichteklassen und elektrophoretische Lipoproteinfraktionen im wesentlichen entsprechen, können diese Werte mit LDL-, VLDL-, bzw. HDL-Cholesterin gleichgesetzt werden [10, 21].

Außerdem wurden die Lipoproteinfraktionen LDL und HDL ergänzend zur quantitativen Lipoproteinelektrophorese auch über ihren Cholesterinwert, d. h. als LDL- bzw. HDL-Cholesterin mittels Fällungstechniken quantifiziert.

Für die LDL-Cholesterinbestimmung wurden dabei die Lipoproteine dieser Fraktion mittels Heparin im sauren Milieu selektiv ausgefällt (Merck, Darmstadt) [24]. Die Bestimmung des Cholesterin im verbleibenden Überstand (entspricht HDL + VLDL-Cholesterin) und die nachfolgende Differenzbildung zum Gesamtcholesterinwert des Plasmas ergibt den LDL-Cholesterinspiegel. Zur HDL-Cholesterinbestimmung wurden die Apo B-reichen Lipoproteine

LDL und VLDL mittels Natriumphosphowolframat/Heparinmagnesium-chlorid (Boehringer, Mannheim) präzipitiert und die HDL-Cholesterinwerte anschließend im verbleibenden Überstand direkt bestimmt. Die Präzipitationsbestimmungen wurden am frischen Serummaterial im Jahre 1982 sowie noch einmal aus eingefrorenen Proben im Jahre 1984 durchgeführt. Beim Vergleich der Ergebnisse der beiden Meßreihen ergaben sich keine relevanten Unterschiede. Für die im vorliegenden Bericht dargestellten Auswertungen wird auf die Ergebnisse der 1984 durchgeführten Meßreihen zurückgegriffen (höhere Präzision und Richtigkeit gemäß den Ergebnissen der Qualitätskontrollstatistik). Die Cholesterinbestimmungen in den Fällungsüberständen erfolgten bei allen Präzipitationsmethoden nach dem Prinzip der enzymatischen CHOD-PAP-Methode (Boehringer, Mannheim) an einem Substratautomaten der Firma Eppendorf.

Da die Fällungswerte und die elektrophoretisch ermittelten Daten für LDL- und HDL-Cholesterin eine ausgezeichnete Übereinstimmung zeigten, wird – wegen der besseren Möglichkeiten der Plausibilitätskontrolle [10] anhand des Elektrophorese-Diagramms (u. a. Identifikation überalterter Serumproben oder irregulärer Lipoproteinmuster, die eine Neuabnahme von Untersuchungsmaterial bzw. differenziertere Analysen z. B. mittels Ultrazentrifuge erfordern) – im vorliegenden Bericht auf die Ergebnisse der quantitativen Lipoprotein-Elektrophorese zurückgegriffen. Es ist jedoch zu betonen, daß die Analysenergebnisse des elektrophoretischen Verfahrens und der Präzipitationsmethoden sorgfältig gegeneinander geprüft und im gegebenen Falle abgeglichen wurden. Die entsprechenden Maßnahmen sind in Abschnitt 2.6.4.3 dargestellt.

Die Quantifizierung der Apoproteine A-I und B wurde nach dem Prinzip der kinetischen Immunnephelometrie (System ICS, Fa. Beckman, München) durchgeführt [25–27].

Die hierfür eingesetzten, monospezifischen Antiseren waren in der Abteilung Klinische Chemie der Universität Göttingen durch Isolierung von Apoprotein A-I bzw. Apoprotein B und anschließender Immunisierung von Ziegen hergestellt worden. Die Quantifizierung der Apoproteine A-I und B erfolgte 1984 aus eingefrorenen Serumproben, die 1982 im Rahmen der Erstuntersuchung von den einzelnen Studienteilnehmern gewonnen worden waren.

2.6.4 Qualitätssicherung und Qualitätskontrolle
der zur Festtstoffwechselanalytik eingesetzten Laborverfahren

2.6.4.1 Kalibratoren und Kontrollseren

Für die Lipidbestimmungen am Substratautomaten wurde dieser auf primäre Standardlösungen für Cholesterin bzw. Triglyzeride (Wako Chemicals) kalibriert. Als Richtigkeitskontrolle diente ein deklariertes Kontrollserum Seronorm Lipid der Firma Merck, Darmstadt. Als Präzisionskontrollen wurden eingesetzt: Kontrollogen LP (Behring-Werke, Marburg), Lipidophor P (Immuno, Heidelberg), Lipidkontrolle LCS (Hoffmann La Roche, Basel).

Die Präzision und die Richtigkeit der quantitativen Lipoproteinelektrophorese wurde mit den Kontrollseren Lipidophor P bzw. Lipidophor R (Immuno, Heidelberg) kontrolliert. Für dieses Laborverfahren eignen sich alle anderen Kontrollmaterialien nicht, da nur die genannten Kontrollseren aufgrund einer speziellen Präparation unversehrte Lipoproteinpartikel enthalten, die in der Elektrophorese ein physiologisches Verhalten zeigen [30]. Eine Kalibration entfällt bei diesem Verfahren.

Bei den Präzipitationstechniken zur LDL- bzw. HDL-Cholesterinbestimmung erfolgte zunächst manuell der Fällungsschritt, bei dem ein Teil Serum mit 10 Teilen Präzipitationslösung versetzt wurde. Nach dem Abtrennen des Präzipitates durch Zentrifugation verbleibt ein gegenüber physiologischen Verhältnissen 1:11 vorverdünnter Überstand, an dem nun die Cholesterinmessung zu erfolgen hat. Diese Überstands-Cholesterinbestimmung erfolgte – wie die Gesamtcholesterinbestimmung im Serum – an einem Substratautomaten der Firma Eppendorf. Dieser war für die Überstands-Cholesterinbestimmung auf einen mit physiologischer Kochsalzlösung 1:11 vorverdünnten, primären Cholesterinstandard (Wako Chemicals) kalibriert. Zur Präzisionskontrolle dienten: Lipidkontrolle LCS (Hoffmann La Roche, Basel), mit physiologischer Kochsalzlösung 1:11 vorverdünnt; Lipidophor P (Immuno, Heidelberg), in gleicher Weise vorbehandelt wie die Serumproben. Zur Richtigkeitskontrolle wurden eingesetzt: Seronorm Lipid (Merck, Darmstadt), mit physiologischer Kochsalzlösung 1:11 vorverdünnt; Lipidophor R (Immuno, Heidelberg), in gleicher Weise vorbehandelt wie die Serumproben. Zur Standardisierung der Methoden für die Apoprotein B- bzw. A-I-Bestimmung war für frühere Auswertungen [9, 28] zunächst auf Ergebnisse der Erstbeschreiber beider Verfahren zurückgegriffen worden [25–27]. Aufgrund der Resultate eines internationalen Ringversuchs [29] wurde diese Standardisierung jedoch modifiziert: hierfür wurden die ursprünglichen Apo A-I-Werte mit dem Faktor 1,15, die ursprünglichen Apo B-Werte mit dem Faktor 1,10 multipliziert.

Zur Kontrolle von Präzision und Richtigkeit der Apoproteinmessungen wurden die bereits mehrfach erwähnten Kontrollseren Lipidophor P bzw. Lipidophor R (Immuno, Heidelberg) herangezogen, außerdem spezielle Apoproteinkontrollseren der Behring-Werke, Marburg, sowie der Firma Immuno, Heidelberg.

2.6.4.2 Ringversuche

An externen Ringversuchen wurde regelmäßig bezüglich der Cholesterin- und Triglyzeridbestimmung teilgenommen, wobei für die beiden genannten Kenngrößen die Anforderungen stets sicher erfüllt wurden. Bezüglich der Verfahren zur Lipoproteinbestimmung standen zur damaligen Zeit keine geeigneten

Möglichkeiten der externen Qualitätskontrolle zur Verfügung. Laborintern wurden die Präzipitationstechniken zur Lipoproteinquantifizierung sowie die quantitative Lipoproteinelektrophorese jedoch täglich untereinander abgeglichen. Zumindest zweimal im Monat erfolgte darüber hinaus ein Abgleich mit dem Referenzverfahren zur Lipoproteinbestimmung, der Ultrazentrifugation nach LRC-Richtlinien. Dabei ergab sich stets die sowohl für die Präzipitationsverfahren als auch für die quantitative Lipoproteinelektrophorese prinzipiell erreichbare [10] ausgezeichnete Übereinstimmung mit der Referenzmethode.

Bezüglich der Quantifizierung der Apoproteine A-I und B beteiligte sich unser Labor an den in unregelmäßigen Abständen durchgeführten Ringversuchen der Arbeitsgruppe von G. Cooper [29] sowie an einem Ringversuch des WHO Lipid-Reference Center, Prag.

2.6.4.3 Interne Plausibilitätskontrolle

Im Rahmen der 1988 und 1989 durchgeführten Datenaufarbeitung zur zweiten Nachbefragungsaktion wurde die korrekte EDV-Eingabe der 1982 bzw. 1984 gemessenen Lipid-, Lipoprotein- und Apoproteinwerte anhand folgender Korrelationen geprüft:

- Gesamt-Cholesterin (Substratautomat) vs. Summe der Lipoprotein- (LDL- plus HDL- plus VLDL-) Cholesterinwerte (maximal zulässige Abweichung ± 1 mg/dl).
- LDL-Cholesterin (Präzipitation) vs. Beta-Cholesterin (quantitative Lipoproteinelektrophorese) (maximal zulässige Abweichung $\pm 10\%$).
- HDL-Cholesterin (Präzipitation) vs. Alpha-Cholesterin (quantitative Lipoproteinelektrophorese) (maximal zulässige Abweichung $\pm 15\%$).
- Apoprotein B vs. rechnerisch erwartetes Apoprotein B (Beta-Cholesterin/ 1,35 + Prä-Beta-Cholesterin/2,4) (maximal zulässige Abweichung $\pm 10\%$).
- Apoprotein A-I vs. rechnerisch erwartetes Apoprotein A-I (Alpha-Cholesterin $\times$ 2,6) (maximal zulässige Abweichung: $\pm 10\%$).
- Ergebnisse der 1982 mit frischen Serumproben durchgeführten Meßreihen für Cholesterin, Triglyzeride, LDL-Cholesterin (Präzipitation) und HDL-Cholesterin (Präzipitation) vs. Ergebnisse der entsprechenden, mit konserviertem Probenmaterial ($-90°$-Lagerung) durchgeführten Meßreihen von 1984 (maximal zulässige Abweichung $\pm 5\%$, für HDL-Cholesterin $\pm 10\%$).

Bei Überschreiten der maximal zulässigen Abweichung erfolgte eine Überprüfung der Originaldaten anhand der Ausdrucke der jeweiligen Analysengeräte sowie eine Kontrolle der Elektrophoresediagramme auf korrekte Trennung. In Bedarfsfällen wurde eine entsprechende Korrektur der eingegebenen Meßwerte anhand der Originaldaten vorgenommen. Bestanden dagegen intolerable Abweichungen zwischen den verglichenen Kenngrößen auch nach der Überprüfung der Originalwerte fort, so wurden die Laboranalysen unter Verwendung eingefrorener Serumaliquots des jeweiligen Patienten wiederholt. Dabei kamen für die Lipid- und Apoproteinmessungen erneut die in Abschnitt 2.6.3 geschilderten Standardverfahren zur Anwendung, für die Lipoprotein-quantifizierung wurde neben einer Wiederholung der Präzipitationsbestimmungen zusätzlich auf die Referenzmethode, die Lipoproteinbestimmung mittels Ultrazentrifugation nach LRC-Empfehlungen, zurückgegriffen. Das Ergebnis der Wiederholungsanalyse war für die endgültige Festlegung strittiger Meßwerte bindend.

Die rechnerisch ermittelten Parameter (Chylomikronen-unabhängige Triglyceride, Chylomikronen-Triglyceride, LDL/HDL-Cholesterin, Apo B/Apo A-I) wurden nach Abschluß der vorgenannten Überprüfungen und eventuell erforderlichen Korrekturen neu berechnet.

Insgesamt dürften die hier beschriebenen Maßnahmen zur Qualitätssicherung und Qualitätskontrolle ein hohes Maß an Richtigkeit und – für die Fragestellung des Teilprojekts GRIPS B noch wichtiger – eine ausgezeichnete Präzision der angewandten Verfahren zur Fettstoffwechselanalytik während der gesamten Studiendauer gewährleisten.

2.7 Statistische Verfahren

Die meisten Auswertungen der Studie zielen darauf ab, Beziehungen zwischen den 5-Jahres-Inzidenzen bestimmter Zielereignisse (atherosklerotische Ersterkrankungen siehe Abschnitt 4.3 und 4.4; Myokardinfarktrezidive siehe Abschnitt 4.6; verschiedene Todesursachen siehe Abschnitt 4.1.1 und 4.2) und den verschiedenen 1982 erfaßten Merkmalen der Studienteilnehmer (Prüfvariable, Einzelheiten siehe Abschnitt 2.5) darzustellen. Hierzu wurden folgende Analysen mit Hilfe der Statistikpakete SAS und BMDP durchgeführt:

a) Inzidenz- und Referenzgruppen wurden hinsichtlich stetiger Merkmale verglichen anhand von Mittelwerten und Standardabweichungen. Die Berechnung der Signifikanz von Mittelwertunterschieden zwischen den Gruppen erfolgte mit Hilfe des t-Tests von Student.

b) Für jede stetige Variable wurde ein univariates logistisches Regressionsmodell nach Cox [32] zur Berechnung der Wahrscheinlichkeit des Eintretens von Zielereignissen in Abhängigkeit von der Ausprägung der jeweiligen Variablen erstellt. Die aus diesen Modellen hervorgegangenen Prädiktionskoeffizienten (R-Koeffizienten des SAS-Programms) wurden mit dem Likelihood-Ratio-Test auf signifikante Verschiedenheit von Null geprüft.

c) Zum Vergleich von Inzidenz- und Referenzgruppen bzgl. diskreter Variablen wurde folgendermaßen vorgegangen:
   – Berechnung der Inzidenz des jeweiligen Zielereignisses in Teilgruppen mit verschiedenen Ausprägungsstufen der zu prüfenden Variablen. Berechnung der Inzidenz als Anzahl neu aufgetretener Fälle in n-Beobachtungsjahren (n derzeit $= 5$) pro 1000 Studienteilnehmer.

- Berechnung des relativen Risikos in Teilgruppen mit verschiedenen Ausprägungsstufen der einzelnen zu prüfenden, diskreten Variablen. Dabei wurde das relative Risiko in der Teilgruppe mit der prognostisch günstigsten Ausprägung der jeweiligen Variablen mit 1 festgesetzt. Die Verschiedenheit des relativen Risikos von 1 in den übrigen Teilgruppen wurde mit Hilfe des Mantel-Haenszel-Tests auf Signifikanz geprüft.
- Berechnung logistischer Regressionsmodelle nach Cox auch für diskrete Variable, wie zuvor für stetige Variable beschrieben.
- Berechnung des positiven prädiktiven Wertes für bestimmte, aus diskreten Variablen abgeleitete Merkmale (z. B. Cholesterin < 250 mg/dl, Zigarettenrauchen, Hypertonie, o. ä.) = Prozentsatz der Inzidenzfälle unter den Trägern des jeweiligen Merkmales.
- Berechnung von Spezifität, Sensitivität und erwartetem Vorhersagegewinn bei der Prädiktion von Inzidenzfällen mit Hilfe bestimmter Merkmale: Die Sensitivität errechnet sich als Anzahl Merkmal-positiver Inzidenzfälle dividiert durch die Gesamtheit der Inzidenzfälle $\times$ 100, die Spezifität als Anzahl Merkmal-negativer Referenzfälle dividiert durch die Gesamtheit der Referenzfälle $\times$ 100. Der erwartete Vorhersagegewinn [33] errechnet sich als Summe aus Spezifität + Sensitivität $- 100$.

d) Ergänzend zu den bisher beschriebenen univariaten Auswertungen zur Ermittlung von Zusammenhängen zwischen den Prüfvariablen und dem Eintritt von Zielereignissen wurden während der Jahre 1989/1990 auch multivariate Analysen durchgeführt. Zur Anwendung kam dabei das von Cox vorgeschlagene logistische Regressionsmodell [32, 35]. Die Berechnungen erfolgten mit Hilfe des Statistikpaketes BMDP. Basierend auf den Ergebnissen der multivariaten Regressionsanalyse wurden die in die Regressionsmodelle einbezogenen Variablen nach dem Grad ihrer Assoziation zum Krankheitsrisiko (gemäß Chi^2-Wert) geordnet. Außerdem wurden für die einzelnen Variablen multivariate Odds Ratios und die zugehörigen Konfidenzintervalle (95%) aus den Modellparametern (Koeffizient, Standardfehler) berechnet.

Da der Parameter Lebensalter eine erwartet strenge Assoziation zur Inzidenzrate von Zielereignissen zeigte, wurden die unter (a) genannten univariaten Auswertungen für alle Variablen, mit Ausnahme natürlich des Lebensalters selbst, unter altersstandardisierten Bedingungen durchgeführt [36]. Als Bezugsgruppe galt dabei das gesamte, in die Auswertungen einbezogene Studienkollektiv (Inzidenz- plus Referenzgruppe). Ebenso erfolgte die Berechnung des relativen Risikos unter altersstandardisierten Bedingungen. Bei der Anwendung des Mantel-Haenszel-Tests wurde nach dem Alter stratifiziert. Bei den unter (b) genannten, statistischen Verfahren (univariate logistische Regressionsanalysen) wurde das Lebensalter als Kovariable einbezogen, so daß auch die hier erstellten Befunde als altersunabhängig zu betrachten sind. Selbstverständlich wurde das Alter auch in den multivariaten Auswertungen mitberücksichtigt.

3 Ergebnisse aus Daten der Ersterhebung (1982): Einfluß von Lebensgewohnheiten auf das Lipoproteinmuster

Die erste Auswertungsserie im Rahmen von GRIPS-Teilprojekt B befaßte sich ausschließlich mit dem Datenmaterial der Ersterhebung. Mit Hilfe dieses Datenmaterials sollte der Einfluß von relativem Körpergewicht, Rauchgewohnheiten, sportlicher Freizeitaktivität und Alkoholkonsum auf die Häufigkeit atherogener Lipoproteinmuster geprüft werden. Hierdurch sollte festgestellt werden, ob die genannten Lebensgewohnheiten geeignete Ansatzpunkte für die unterste Stufe einer fettstoffwechselregulierenden Therapie darstellen, ob sie also eine weitgehend harmlose, von schwerwiegenden Belastungen und Risiken freie Möglichkeit zur Behandlung atherogener Lipoproteinmuster sind. Diese Frage erscheint besonders bedeutsam, da derartige therapeutische Ansatzpunkte aufgrund der geringen Belastung des Patienten sowohl in der Individualstrategie als auch in der Bevölkerungsstrategie zur Atherosklerose-prävention von Bedeutung wären.

Zusammengefaßt ergaben unsere Untersuchungen die nachfolgend dargestellten Resultate [9, 37–39].

3.1 Relatives Körpergewicht

Das relative Körpergewicht war in ungünstiger Weise mit dem Serumspiegel sämtlicher Lipoproteinfraktionen assoziiert. Mit steigendem relativem Körpergewicht ergaben sich höhere Serumkonzentrationen für die atherogenen Lipoproteinfraktionen LDL und VLDL sowie niedrigere Spiegel für die protektive HDL-Komponente. Pathologische Lipoproteinmuster – definiert nach den aus GRIPS-Teilprojekt A hervorgegangenen, präliminären Kriterien [9] – waren bei Übergewichtigen etwa doppelt so häufig wie bei idealgewichtigen Personen. Die Zusammenhänge zwischen relativem Körpergewicht und Fettstoffwechselbefund blieben auch bestehen, wenn Störeinflüsse verschiedener confounding factors (darunter die parallel untersuchten Alkoholkonsum, Rauchen und sportliche Freizeitaktivität) ausgeschlossen waren [9, 37, 39].

3.2 Alkoholkonsum

Gleichfalls unabhängige Einflüsse auf den Fettstoffwechselbefund zeigte regelmäßiger Alkoholkonsum. So hatten täglich Alkohol konsumierende Personen signifikant höhere HDL-Cholesterin- und signifikant niedrigere LDL-Cholesterinkonzentrationen als Studienteilnehmer, die nur selten (weniger als einmal pro Woche oder nie) alkoholische Getränke zu sich nahmen. Bezüglich des VLDL-Cholesterins fanden sich zwischen beiden Gruppen keine signifikanten Unterschiede. Insgesamt war die Häufigkeit pathologischer Lipoproteinmuster bei regelmäßig Alkohol konsumierenden Personen signifikant seltener als bei weitgehend Abstinenten, ein Einfluß, der auch nach Ausschluß möglicher Störgrößen bestehen blieb [9, 37, 39].

3.3 Zigarettenrauchen

Abweichend von den beiden vorgenannten Einflußgrößen zeigt Zigarettenrauchen nur geringe und inkonsistente Einflüsse auf den Fettstoffwechselbefund. Dennoch bleibt festzuhalten, daß Raucher im Vergleich mit Nichtrauchern zu geringfügig niedrigerem HDL-Cholesterin tendierten. Unterschiede bezüglich LDL- oder VLDL-Cholesterin zwischen Rauchern und Nichtrauchern traten nicht zutage. Aufgrund der leichten Unterschiede hinsichtlich des HDL-Cholesterinspiegels waren pathologische Lipoproteinmuster bei Rauchern geringgradig (nicht signifikant) häufiger als bei Nichtrauchern [9, 37, 39].

3.4 Sportliche Freizeitaktivität

Mit zunehmender sportlicher Freizeitaktivität war ein schwacher Trend zu günstigeren HDL- und VLDL-Cholesterinwerten gegeben. Unterschiede bezüglich des LDL-Cholesterins fanden sich in Abhängigkeit von der sportlichen Freizeitaktivität nicht. Von allen geprüften Einflußfaktoren war die sportliche Freizeitaktivität derjenige mit der geringsten Wirksamkeit auf die verschiedenen Fettstoffwechselparameter. Dennoch waren regelmäßig Sport treibende Personen etwas seltener von pathologischen Lipoproteinmustern betroffen als sportlich Inaktive. Der Unterschied war allerdings nicht signifikant [9, 37, 39].

3.5 Kombinierter Einfluß mehrerer Lebensgewohnheiten

Der insgesamt erhebliche Einfluß von Lebensgewohnheiten auf die Serumkonzentration verschiedener Lipoproteinparameter und die Prävalenz pathologischer Lipoproteinmuster trat besonders deutlich hervor, wenn der Einfluß einer Kombination aus mehreren, gleichsinnig fettstoffwechselwirksamen Faktoren untersucht wurde. So zeigten übergewichtige, alkoholabstinente Raucher im Vergleich mit idealgewichtigen, regelmäßig Alkohol konsumierenden Nichtrauchern (a) signifikant höhere Serumkonzentrationen für die atherogenen Lipoproteinfraktionen LDL und VLDL (b), signifikant niedrigere Meßwerte für die protektive HDL-Fraktion sowie (c) eine etwa vierfach höhere Prävalenz für pathologische Lipoproteinmuster, definiert nach präliminären, aus GRIPS-Teilprojekt A hervorgegangenen Kriterien [9, 37–39].

3.6 Lebensgewohnheiten und Lipoproteinbefund: Zusammenfassende Bewertung

Nach den in den Abschnitten 3.1 bis 3.5 dargestellten Befunden müssen Lebensgewohnheiten insgesamt als Faktoren angesehen werden, die bei der Entstehung pathologischer Lipoproteinmuster von wesentlicher kausaler Bedeutung sind. Insbesondere die Regulierung eines erhöhten relativen Körpergewichts, in geringerem Maße aber auch Nikotinkarenz und Steigerung der sportlichen Freizeitaktivität, erscheinen geeignete Ansatzpunkte für die unterste Stufe einer fettstoffwechselregulierenden Therapie, die in einer Korrektur von Lebensgewohnheiten mit ungünstigem Einfluß auf den Fettstoffwechselbefund bestehen sollte. Die überwiegend günstigen Einflüsse regelmäßigen Alkoholkonsums auf das Lipoproteinmuster können dagegen aufgrund bekannter, unerwünschter Effekte und der Suchtgefährdung in der lipidregulierenden Behandlung nicht genutzt werden. Entgegen einer weitverbreiteten Praxis ist es aber auch nicht sinnvoll, Alkoholrestriktion generell und undifferenziert als Bestandteil fettstoffwechselregulierender Maßnahmen zu empfehlen.

4 Ergebnisse aus der prospektiven Beobachtungsphase (Januar 1982 bis Dezember 1986)

4.1 Mortalitätsraten und Inzidenzen primärer Zielereignisse

4.1.1 Mortalitätsraten

Während der bisherigen 5 Beobachtungsjahre im Rahmen von GRIPS-Teilprojekt B (Januar 1982 bis Dezember 1986) ergaben sich im Studienkollektiv die in Tabelle 2a aufgelisteten Todesursachen. Die Sicherung der Todesursachen erfolgte gemäß den in Abschnitt 2.3 wiedergegebenen Kriterien. Die in Tabelle 2a wiedergegebenen Mortalitätsraten beziehen sich auf die Gruppe aller 5737 Studienteilnehmer, für die lückenlose Verlaufsdaten über den gesamten, 5jährigen Beobachtungszeitraum vorliegen, unabhängig von ihrem Gefäßstatus im Jahre 1982 (siehe Abb. 1).

In Tabelle 2a sind die in GRIPS-Teilprojekt B beobachteten Mortalitätsraten (umgerechnet auf 100 000 Personen und Jahr) jenen gegenübergestellt, die die WHO im Jahre 1986 in der gesamten Population der 45- bis 65jährigen Männer der Bundesrepublik Deutschland registrierte [31]. Die Altersgruppe 45 bis 65 Jahre wurde zum Vergleich gewählt, da die GRIPS-Studienteilnehmer am Ende der 5jährigen Beobachtungsphase gleichfalls diesem Altersbereich angehörten (Ausgangsalter 40 bis 60 Jahre, Alter nach 5jährigem Beobachtungszeitraum dementsprechend 45 bis 65 Jahre). Der Vergleich zeigt, daß die Mortalitätsraten für die verschiedenen Todesursachen im GRIPS-Kollektiv und der Gesamtpopulation der altersentsprechenden bundesdeutschen Männer nahezu ausnahmslos sehr gut übereinstimmen. Ebenso stimmt auch in fast allen Fällen der Anteil der verschiedenen Todesursachen an der Gesamtheit der Todesfälle ausgezeichnet überein. Es findet sich lediglich eine wesentliche Ausnahme: im GRIPS-Studienkollektiv ist die Schlaganfallmortalität deutlich höher als in der alters- und geschlechtsentsprechenden bundesdeutschen Gesamtbevölkerung. Für diese Auffälligkeit fand sich bislang keine Erklärung. Bei den geplanten, weiteren Follow-up-Untersuchungen im Rahmen von GRIPS-Teilprojekt B wird geprüft werden müssen, ob es sich hier um eine Zufallsvarianz handelt oder ob die Neigung zu einer deutlich erhöhten Schlaganfallmortalität im GRIPS-Kollektiv auch bei einer längerfristigen Beobachtungsphase bestehen bleibt.

Tabelle 2a. Todesursachen und durchschnittliche jährliche Mortalitätsraten (umgerechnet auf 100000 Personen) im GRIPS-Studienkollektiv während des 5jährigen Beobachtungszeitraumes (Januar 1982 bis Dezember 1986)

Todesursache	Anzahl Todes-fälle	Anteil an der Ge-samtheit aller Todesfälle (%)		Mortalität pro Jahr und 100000 Per-sonen	
	GRIPS 82–86	GRIPS 82–86	BRD 86	GRIPS	BRD 86
Akuter Koronartod	6	4,3	4,8	20,9	23,0
Tödlicher Myokardinfarkt	26	18,4	18,0	90,6	86,5
Tödlicher Schlaganfall	16	11,3	4,9	55,8	23,7
Herz-, Kreislauf-Krankheiten, sonstige	10	7,1	10,2	34,9	49,2
Herz-Kreislauf-Krankheiten, total	58	41,4	37,9	202,2	182,4
Rektum, Colon CA	6	4,3	3,3	20,9	15,8
Lungen CA	14	10,0	10,3	48,8	49,4
Magen CA	3	2,1	2,6	10,5	12,3
Malignome, sonstige	17	12,1	15,7	59,3	76,3
Malignome total	40	28,4	31,9	139,5	153,8
Gastrointestinale Erkrankungen[a]	10	7,1	8,1	34,9	38,9
Atemwegserkrankungen[a]	7	5,0	4,3	24,4	20,6
Unfälle	6	4,3	3,4	20,9	16,6
Suizide	3	2,1	3,6	10,5	17,5
Sonstige Todesursachen[b]	17	12,1	10,7	59,3	51,7
Alle Todesursachen	141	100,2	99,9	491,7	481,5

[a] Ohne Malignome.
[b] Inklusive 9 unklare plötzliche Todesfälle.
Die Zahlen beziehen sich auf die Gesamtgruppe jener Studienteilnehmer, für die lückenlose Verlaufsdaten über den gesamten Beobachtungszeitraum vorliegen (gesamte Responder-gruppe; $n = 5737$) unabhängig vom Gefäßstatus im Jahre 1982. Zum Vergleich wiedergegeben sind Mortalitätsraten altersgleicher Männer in der Bundesrepublik Deutschland gemäß WHO-Angaben für das Jahr 1986 [31].

4.1.2 Inzidenzen primärer Zielereignisse (atherosklerotische Ersterkrankungen)

Konkrete Angaben über die Häufigkeit nicht-tödlich verlaufener Krankheiten im GRIPS-Studienkollektiv während des bisherigen Beobachtungszeitraumes (Januar 1982 bis Dezember 1986) können bislang nur für die primären Zielereignisse der Studie, d. h. für die atherosklerotischen Folgekrankheiten, gemacht werden. Nur der Eintritt dieser Krankheitsbilder wurde bislang – entsprechend den in Abschnitt 2.3 wiedergegebenen Kriterien – mit ausreichender Zuverlässigkeit gesichert. Bezüglich anderer Krankheiten liegen zwar Mitteilungen der Studienteilnehmer aus den follow-up-Befragungen vor, doch konnten diese Angaben bisher noch nicht ausreichend anhand klinischer Primärunterlagen validiert werden.

Bezogen auf die zu Auswertungen hauptsächlich herangezogene Gruppe jener Studienteilnehmer, für die lückenlose Verlaufsinformationen über den gesamten, bisherigen Beobachtungszeitraum vorliegen und die bei der Ersterhebung im Jahre 1982 noch gefäßgesund gewesen waren ($n = 5467$), ergeben sich die in Tabelle 1 wiedergegebenen Häufigkeiten für die verschiedenen primären Zielereignisse (insgesamt 255 Fälle). Hinzu kommen in dieser Gruppe als sekundäre Zielereignisse gemäß den in Abschnitt 2.3 wiedergegebenen Kriterien: 7 Fälle mit fraglichem Myokardinfarkt, 5 Fälle mit fraglichem Schlaganfall, sowie 5 Fälle mit fraglichem akutem Koronartod, insgesamt also 17 Personen mit Auftreten fraglicher atherosklerotischer Folgekrankheiten im Beobachtungszeitraum, außerdem 63 Todesfälle aus nicht kardiovaskulärer Ursache. 5132 Personen blieben frei von primären oder sekundären Zielereignissen.

Berücksichtigt man zusätzlich auch jene Studienteilnehmer, für die lückenlose Verlaufsinformationen über den gesamten bisherigen Beobachtungszeitraum vorliegen, die aber bei der Ersterhebung im Jahre 1982 nicht mehr gefäßgesund gewesen waren ($n = 270$, Einzelheiten siehe Abschnitt 2.4.3 sowie Abb. 1), so sind in der dann 5737 Personen umfassenden Gruppe zusätzlich 22 Rezidivfälle akuter Koronarereignisse (unter 49 Personen mit gesichertem Myokardinfarkt vor 1982) sowie 3 Schlaganfallrezidive (unter 10 Personen mit gesichertem Schlaganfall vor 1982) zu registrieren.

4.2 Mortalitätsraten im GRIPS-Studienkollektiv in Abhängigkeit von verschiedenen Prüfvariablen

In Tabelle 2b sind Zusammenhänge zwischen verschiedenen Prüfvariablen und der Gesamt-, der Koronar- und der Malignommortalität im GRIPS-Studienkollektiv anhand von Prädiktionskoeffizienten aus univariaten logistischen Regressionsmodellen dargestellt.

Bei dieser Darstellungsweise wird deutlich, daß unter den Prüfvariablen vor allem die Blutdruckwerte sowie die Rauchgewohnheiten, danach der LDL-Cholesterinspiegel und die familiäre Myokardinfarktdisposition (Anzahl Blutsverwandter ersten Grades mit Myokardinfarkt vor dem 60. Lebensjahr) in strenger Assoziation zur *Gesamtmortalität* stehen (Tabelle 2b, Abb. 2a, b).

Unter allen Prüfvariablen zeigt das LDL-Cholesterin die strengste Assoziation zur *Koronarmortalität* (Tabelle 2b, Abb. 2a, b), dicht gefolgt von den mit diesem Parameter aus physiologischen Gründen streng korrelierten Variablen Cholesterin, Apoprotein B, LDL/HDL-Cholesterin, Apo B/Apo A-I-Verhältnis. Eine gleichfalls strenge Assoziation zur Koronarmortalität zeigt erwartungsgemäß die familiäre Myokardinfarktdisposition. Schwächere, aber immer noch signifikante Assoziationen zur Koronarmortalität ergeben sich darüber hinaus für die Blutdruckparameter und (invers assoziiert) für den HDL-Cholesterinspiegel. Keine erkennbaren Zusammenhänge finden sich für den

Tabelle 2 b. Prädiktionskoeffizienten aus univariaten logistischen Regressionsmodellen zur Darstellung des Zusammenhangs zwischen den Prüfvariablen und der Gesamt-, Koronar- und Malignom-Mortalität

Variable	Assoziation		
	Mortalität (gesamt)	Mortalität (koronar)	Mortalität (Malignom)
Alter (Jahre)	0,180 ***	0,175 ***	0,175 ***
Body Mass Index (kg/m^2)	0,024 n.s.	0,000 n.s.	0,000 n.s.
Blutdruck systolisch (mm Hg)	0,156 ***	0,134 *	0,014 n.s.
Blutdruck diastolisch (mm Hg)	0,102 **	0,106 *	0,000 n.s.
Glucose (mg/dl)	0,075 *	0,000 n.s.	0,055 n.s.
Harnsäure (mg/dl)	0,007 n.s.	0,000 n.s.	0,000 n.s.
Cholesterin (mg/dl)	0,040 (*)	0,261 ***	0,000 n.s.
Triglyceride (mg/dl)	0,000 n.s.	0,000 n.s.	0,000 n.s.
LDL-Cholesterin (mg/dl)	0,085 **	0,332 ***	0,023 n.s.
VLDL-Cholesterin (mg/dl)	0,000 n.s.	0,000 n.s.	0,000 n.s.
HDL-Cholesterin (mg/dl)	−0,014 n.s.	−0,129 *	−0,051 n.s.
Apoprotein B	0,081 *	0,277 ***	0,000 n.s.
Apoprotein A-I	0,000 n.s.	0,000 n.s.	−0,066 (*)
LDL/HDL-Cholesterin	0,101 **	0,323 ***	0,073 (*)
Apoprotein B/A-I	0,055 (*)	0,193 ***	0,012 n.s.
Familiäre MI Disposition	0,094 **	0,260 ***	0,000 n.s.
Familiäre SA Disposition	0,040 (*)	0,000 n.s.	0,000 n.s.
Alkoholkonsum	−0,079 *	0,000 n.s.	−0,039 n.s.
Sportliche Aktivität	−0,020 n.s.	0,000 n.s.	0,000 n.s.
Zigarettenrauchen	0,124 **	0,042 n.s.	0,104 (*)

Die Daten beziehen sich auf die Gesamtgruppe der Studienteilnehmer, für die lückenlose Verlaufsdaten über den gesamten Beobachtungszeitraum vorliegen (gesamte Respondergruppe; $n = 5737$), unabhängig vom Gefäßstatus im Jahre 1982.
Familiäre MI-Disposition, familiäre Myokardinfarktdisposition (Anzahl Blutsverwandter 1. Grades mit Myokardinfarkt vor dem 60 Lebensjahr); *Familiäre SA-Disposition,* familiäre Schlaganfalldisposition (Anzahl Blutsverwandter 1. Grades mit Schlaganfall vor dem 65. Lebensjahr). Zur näheren Definition der Variablen Alkoholkonsum, sportliche Aktivität, Zigarettenrauchen siehe Abschnitt 2.5. *n.s.,* $P \geq 0,05$ nicht signifikant; (*) $P < 0,05$; * $P < 0,01$; ** $P < 0,001$; *** $P < 0,0001$.

Body-Mass-Index und den Plasmaglukosespiegel sowie für die Serumkonzentrationen der Triglyzeride, des VLDL-Cholesterin und des Apoprotein A-I, ebenfalls nicht für den Harnsäurespiegel, die familiäre Schlaganfalldisposition sowie für die anamnestischen Angaben über Alkoholkonsum und sportliche Freizeitaktivität. Lediglich in insignifikanter Beziehung zur Koronarmortalität stehen die Angaben zum Rauchverhalten.

Die von uns untersuchten Prüfvariablen zeigen nur in geringem Ausmaß Assoziationen zur *Malignommortalität* (Tabelle 2 b). Schwach signifikante Assoziationen finden sich lediglich für Zigarettenrauchen, das LDL/HDL-Cholesterinverhältnis sowie (invers assoziiert) den Apoprotein A-I-Spiegel.

Erkennbare, wenngleich nicht signifikante positive Beziehungen werden für den systolischen Blutdruck, den Blutglukosespiegel, den LDL-Cholesterinspiegel und das Apo B/A-I-Verhältnis, inverse für den HDL-Cholesterinspiegel und die Regelmäßigkeit des Alkoholkonsums beobachtet. Die positive Assoziation zwischen Zigarettenrauchen und Malignommortalität überrascht dabei nicht. Die Assoziationen zwischen bestimmten Fettstoffwechselvariablen und der Malignommortalität (größtenteils insignifikant) muß im weiteren Verlauf von GRIPS-Teilprojekt B auf Validität geprüft werden. In jedem Falle ergibt sich kein Anhalt für eine in der Literatur zuweilen beobachtete, inverse Assoziation zwischen Gesamt- bzw. LDL-Cholesterin und dem Malignomrisiko (Abb. 2a, b). In diesem Zusammenhang ist ergänzend zu betonen, daß die Teilkollektive mit den niedrigsten LDL- und Gesamtcholesterinspiegeln (unter 120 bzw. unter 200 mg/dl) im GRIPS-Studienkollektiv nicht nur die bei weitem geringste Koronarmortalität, sondern auch die geringste Malignom- und die eindeutig geringste Gesamtmortalität aufwiesen (Abb. 2a, b).

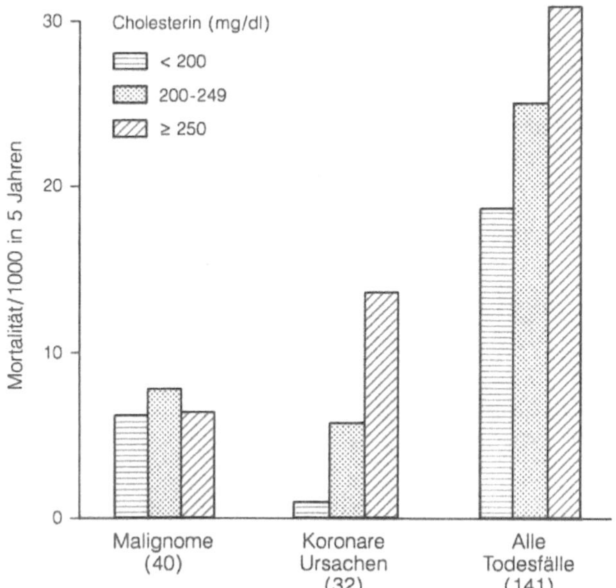

Abb. 2a. Gesamt-, Koronar- und Malignom-Mortalität (bezogen auf 1000 Personen und auf einen 5jährigen Beobachtungszeitraum) der Studienteilnehmer von GRIPS-Teilprojekt B ($n = 5737$) in Abhängigkeit vom Gesamtcholesterinspiegel. Die Gesamtzahl der Todesfälle in der Studiengruppe betrug 141, davon 32 koronare Todesfälle und 40 Todesfälle durch maligne Erkrankungen

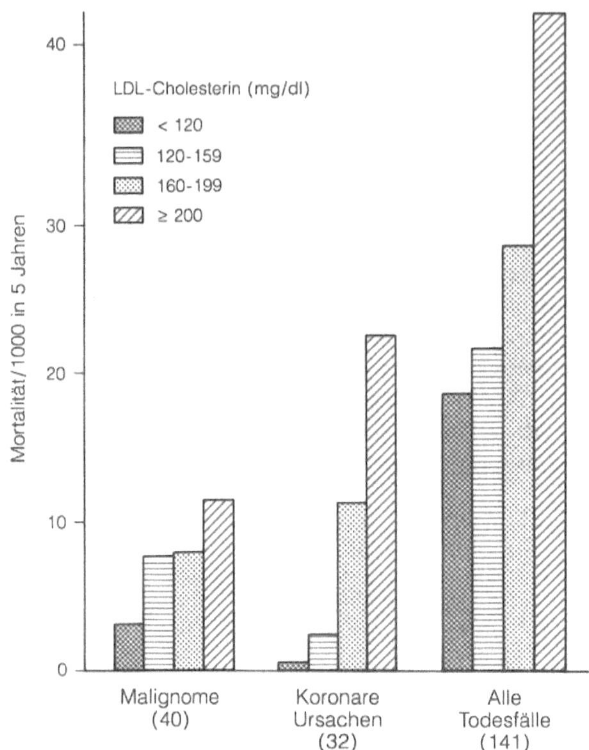

Abb. 2b. Gesamt-, Koronar- und Malignom-Mortalität (bezogen auf 1000 Personen und auf einen 5jährigen Beobachtungszeitraum) der Studienteilnehmer von GRIPS-Teilprojekt B ($n = 5737$) in Abhängigkeit vom LDL-Cholesterinspiegel. Die Gesamtzahl der Todesfälle in der Studiengruppe betrug 141, davon 32 koronare Todesfälle und 40 Todesfälle durch maligne Erkrankungen

4.3 Atherosklerotische Ersterkrankungen: Inzidenzen in Abhängigkeit von den Prüfvariablen (univariate Analysen)

4.3.1 Koronare Manifestationsformen der Atherosklerose (koronare Herzkrankheit, Myokardinfarkt)

Die Inzidenzgruppe für die unter dem Begriff Myokardinfarkt zusammengefaßten, primären Zielereignisse (tödlicher und nicht-tödlicher Myokardinfarkt, akuter Koronartod) umfaßte nach den in den Abschnitten 2.3 und 2.4 wiedergegebenen Kriterien 107, jene für die chronische koronare Herzkrankheit ohne Myokardinfarkt 73 Fälle. Die Referenzgruppe bestand aus 5132 Personen.

Univariate statistische Analysen über Zusammenhänge zwischen den 1982 erfaßten Variablen der Ersterhebung (Prüfvariable) und der Myokardinfarktinzidenz während der 5jährigen Beobachtungsphase der Studie [61, 62] bestätigen nachdrücklich die bereits nach 3jährigem Studienverlauf erkennbare [9, 28] dominierende Prädiktionskraft des Gesamtcholesterin und der mit ihm aus physiologischen Gründen streng korrelierten Variablen LDL-Cholesterin und Apoprotein B. Innerhalb dieser Gruppe weist LDL-Cholesterin eine den beiden anderen Kenngrößen noch einmal überlegene Aussagekraft in der Prädiktion des Myokardinfarktrisikos auf. Weitere signifikant positive Assoziationen zur Myokardinfarktinzidenz fanden sich für folgende, dementsprechend als relevante, zusätzliche Prädiktoren des Myokardinfarktrisikos einzustufende Variable: systolischer und diastolischer Blutdruck, Familienanamnese bezüglich Myokardinfarkt, Zigarettenrauchen, Triglyzeride, VLDL-Cholesterin und Blutglukose. Ebenfalls signifikant, aber invers mit der Myokardinfarktinzidenz assoziiert und dementsprechend als inverse Prädiktoren des Myokardinfarktrisikos zu betrachten waren die Plasmaspiegel von HDL-Cholesterin und Apoprotein A-I, in deutlich schwächerem Maße auch die Regelmäßigkeit von sportlicher Aktivität und Alkoholkonsum. Ohne Zusammenhang mit der Myokardinfarktinzidenz waren das relative Körpergewicht sowie der Harnsäurespiegel im Plasma. Zusammenfassende Daten, die diese Resultate veranschaulichen, sind in den Tabellen 3a−c wiedergegeben.

Die univariaten statistischen Analysen aus GRIPS-Teilprojekt B zeigen weiter, daß auch in der Prädiktion der chronischen koronaren Herzkrankheit (ohne Myokardinfarkt) die Parameter Cholesterin, LDL-Cholesterin und Apoprotein B eine dominante Rolle spielen [71], wobei dem LDL-Cholesterin innerhalb dieser Gruppe erneut die führende Position zukommt (Tabelle 3a−c). Weitere signifikant positiv mit dem KHK-Risiko assoziierte Variable, die dementsprechend als relevante Risikoprädiktoren bewertet werden können, waren gemäß Tabelle 3a−c die Meßwerte für systolischen und diastolischen Blutdruck. Nur inkonsistent positive Beziehungen zum KHK-Risiko (abhängig von der Art der statistischen Analyse) ergaben sich für Triglyzeride, VLDL-Cholesterin und Blutglukose (Tabelle 3a−c). In inverser Beziehung zur KHK-Erkrankungsrate standen Apoprotein A-I, HDL-Cholesterin (Tabelle 3a−c) sowie die Regelmäßigkeit sportlicher Aktivität. Die Befunde für die beiden letztgenannten Variablen waren allerdings inkonsistent: nur mit einem Teil der statistischen Analysenansätze zeigten sich signifikante Zusammenhänge mit der KHK-Inzidenz. Ohne signifikante Prädiktionskraft bezüglich chronischer KHK waren der Harnsäurespiegel im Plasma, die Raucheranamnese und die familiäre Belastung bezüglich Myokardinfarkt (Tabelle 3a−c) sowie die Regelmäßigkeit des Alkoholkonsums.

Aus den Tabellen 3a bis c geht insgesamt hervor, daß der Plasmaspiegel des LDL-Cholesterin unter allen geprüften Variablen die strengste Assoziation sowohl zu den akuten, koronarsklerotischen Folgeereignissen (tödlicher, nicht-tödlicher Myokardinfarkt, akuter Koronartod), als auch zu den chronischen Folgeerscheinungen der Koronarsklerose (koronare Herzkrankheit) aufweist.

Tabelle 3a. Altersstandardisierte Mittelwerte und Standardabweichungen für stetige Variablen bei Inzidenz- (Myokardinfarkt, KHK) und Referenzpersonen

Variable	Referenz-gruppe ($n=5132$) MW ± SD	MI ($n=107$) MW ± SD P1	KHK ($n=73$) MW ± SD P2
Alter (Jahre)	47,5 ± 5,1	49,9 ± 4,9 ***	50,0 ± 4,7 ***
Body Mass Index (kg/m²)	26,2 ± 2,9	26,8 ± 3,8 n.s.	27,1 ± 2,6 *
Systolischer Blutdruck (mm Hg)	131,3 ± 15,2	138,6 ± 19,0 ***	136,9 ± 18,8 (*)
Diastolischer Blutdruck (mm Hg)	85,6 ± 8,9	89,5 ± 10,0 ***	88,5 ± 9,8 (*)
Cholesterin (mg/dl)	216,3 ± 39,4	253,7 ± 38,5 ***	242,8 ± 38,2 ***
Triglyzeride (mg/dl)	152,9 ± 79,7	177,1 ± 72,7 **	181,2 ± 97,0 *
LDL-Cholesterin (mg/dl)	143,7 ± 32,8	182,3 ± 32,2 ***	168,4 ± 32,4 ***
VLDL-Cholesterin (mg/dl)	23,4 ± 17,1	27,1 ± 15,5 (*)	28,6 ± 21,4 (*)
HDL-Cholesterin (mg/dl)	48,6 ± 11,9	43,9 ± 10,1 ***	45,3 ± 11,1 (*)
Apoprotein B (mg/dl)	119,2 ± 23,6	140,5 ± 24,1 ***	132,1 ± 23,8 ***
Apoprotein A-I (mg/dl)	126,1 ± 27,8	119,9 ± 23,8 (*)	117,8 ± 30,4 (*)
Glucose (mg/dl)	102,1 ± 26,7	108,3 ± 29,8 *	104,7 ± 33,0 n.s.
Harnsäure (mg/dl)	6,1 ± 1,3	6,2 ± 1,2 n.s.	5,9 ± 1,3 n.s.

MI, Myokardinfarkt; *KHK*, koronare Herzkrankheit; *n*, Stichprobenzahl; *P1*, P-Wert für die statistische Signifikanz des Unterschieds der Mittelwerte in Myokardinfarkt- und Referenzgruppe (t-Test); *P2*, P-Wert für die statistische Signifikanz des Unterschieds der Mittelwerte in KHK- und Referenzgruppe (t-Test); *n.s.*, $P \geq 0,05$ = nicht signifikant; (*), $P < 0,05$; *, $P < 0,01$; **, $P < 0,001$; ***, $P < 0,0001$.

Tabelle 3b. Prädiktionskoeffizienten aus univariaten logistischen Regressionsmodellen zur Darstellung des Zusammenhangs zwischen stetigen Variablen und Myokardinfarkt- bzw. KHK-Risiko. Referenzgruppe $n=5132$; Inzidenzgruppe (MI) $n=107$; Inzidenzgruppe (KHK) $n=73$

Variable	Assoziation			
	MI-Inzidenz		KHK-Inzidenz	
	R	P	R	P
Body Mass Index	0,020	n.s.	0,070	(*)
Systolischer Blutdruck	0,109	***	0,073	(*)
Diastolischer Blutdruck	0,112	***	0,076	(*)
Familiäre MI Disposition	0,221	***	0,047	n.s.
Cholesterin	0,271	***	0,175	***
Triglyzeride	0,092	**	0,092	*
LDL-Cholesterin	0,320	***	0,215	***
VLDL-Cholesterin	0,067	*	0,076	(*)
HDL-Cholesterin	−0,140	***	−0,061	(*)
Apoprotein B	0,251	***	0,152	***
Apoprotein A-I	−0,063	*	−0,068	(*)
Glucose	0,069	*	0,026	n.s.
Harnsäure	0,000	n.s.	0,030	n.s.

MI, Myokardinfarkt; *KHK*, koronare Herzkrankheit; *R*, Prädiktionskoeffizient; *P*, Wert für die statistische Signifikanz der Verschiedenheit des Regressionskoeffizienten von null (Likelihood-Ratio-Test); *n.s.*, $P \geq 0,05$ nicht signifikant; (*), $P < 0,05$; *, $P < 0,01$; **, $P < 0,001$; ***, $P < 0,0001$.

Tabelle 3c. Altersadjustierte Angaben zum relativen Risiko für Myokardinfarkt (MI) bzw. chronische koronare Herzkrankheit ohne Myokardinfarkt (KHK) bei Trägern ($RM+$) bestimmter Risikomerkmale im Vergleich mit den von dem jeweiligen Risikomerkmal unbelasteten Personen. Referenzgruppe (Ref) $n = 5132$; Inzidenzgruppe Myokardinfarkt, $n = 107$; Inzidenzgruppe mit chronischer koronarer Herzkrankheit ohne Myokardinfarkt, $n = 73$

Risikomerkmal (RM)	RM+ (Ref)[a]	RM+ (MI)[a]	RM+ (KHK)[a]	Rel. MI-Ris.[b] p[d]	ppW (MI)%[c]	Rel. KHK-Ris.[b] p[d]	ppW (KHK)%[c]
Body Mass Index $\geq$ 30 kg/m^2	483	15	9	1,5 n.s.	3,0	1,5 n.s.	1,8
Hypertonie ($\geq$ 160/95 mm Hg)	950	32	22	1,9 *	3,3	2,0 (*)	2,3
Plasmaglucose $\geq$ 150 mg/dl	157	10	4	3,1 **	6,0	1,9 (*)	2,5
Zigarettenrauchen	1866	58	20	2,0 **	3,0	0,6 n.s.	1,1
Fam. MI Disposition	451	32	6	4,2 ***	6,6	0,9 ns	1,3
Cholesterin $\geq$ 240 mg/dl	1311	66	30	4,5 ***	4,8	2,1 *	2,2
Triglyceride $\geq$ 200 mg/dl	927	42	18	2,8 **	4,3	1,4 n.s.	1,9
LDL-Cholesterin $\geq$ 190 mg/dl	425	44	17	7,1 ***	9,4	3,4 ***	4,1
VLDL-Cholesterin $\geq$ 30 mg/dl	1194	43	20	2,2 **	3,5	1,2 ns	1,6
HDL-Cholesterin < 35 mg/dl	592	32	11	3,1 ***	5,1	1,5 ns	1,8
Apoprotein B $\geq$ 140 mg/dl	930	53	22	4,3 ***	5,4	2,0 (*)	2,3
Apoprotein A-I < 105 mg/dl	1016	30	27	1,6 (*)	2,9	2,2 *	2,6

[a] Anzahl merkmalspositiver Personen in der Referenz- bzw. der Myokardinfarkt- bzw. der KHK-Gruppe.
[b] Relatives Risiko für Myokardinfarkt bzw. KHK von Merkmalspositiven ($RM+$) gegenüber Merkmalsnegativen Personen.
[c] Positiver prädiktiver Wert des jeweiligen Risikomerkmals in bezug auf das Myokardinfarkt- bzw. KHK-Risiko.
[d] p-Wert für die statistische Signifikanz der Verschiedenheit des relativen Risikos von 1 (gemäß Mantel-Haenszel-Test); $n.s.$, $P \geq 0,05 =$ nicht signifikant, (*), $P < 0,05$; *, $P < 0,01$; **, $P < 0,001$; ***, $P < 0,0001$.

Diese offensichtlich dominierende, auch pathophysiologisch [3, 8] gut erklärbare Rolle der LDL in der Entstehung der Koronarsklerose und ihre daraus abzuleitende, enorme Bedeutung in der Prädiktion des Koronarrisikos und in der Prävention koronarsklerotischer Folgekrankheiten soll im Folgenden anhand zusätzlicher, detaillierter Daten über die Beziehung zwischen LDL-Cholesterinspiegel und Myokardinfarktrisiko untermauert werden.

4.3.1.1 Myokardinfarktinzidenz vs. LDL-Cholesterin

Tabelle 4 und Abb. 3a zeigen den in GRIPS ermittelten Zusammenhang zwischen der Höhe des 1982 gemessenen *LDL-Cholesterinspiegels* und der 5-Jahresinzidenz für Myokardinfarkt-Erstereignisse im bislang 5jährigen Beobachtungszeitraum. Es wird deutlich, daß Personen, bei denen 1982 ein LDL-Cholesterinwert unter 120 mg/dl gemessen wurde, in der Folgezeit nur eine minimale Myokardinfarktinzidenz von 0,8 Fällen pro 1000 Untersuchte in 5 Jahren hatten. Dies ist gegenüber der Durchschnittsinzidenz im gesamten GRIPS-Kollektiv (20 Fälle pro 1000 Untersuchte in 5 Jahren) äußerst gering. Mit steigendem LDL-Cholesterinspiegel findet sich eine kontinuierlich ansteigende Myokardinfarktinzidenz, die schließlich bei LDL-Cholesterinwerten über 190 mg/dl einen Wert von knapp 100 Fällen pro 1000 Untersuchten in 5 Jahren, d.h. annähernd 10% erreicht. Das Risiko dieser Teilgruppe war damit fast 5fach höher als das Durchschnittsrisiko des GRIPS-Gesamtkollektivs und über 100fach höher als das Risiko der Männer mit LDL-Cholesterinwerten unter 120 mg/dl.

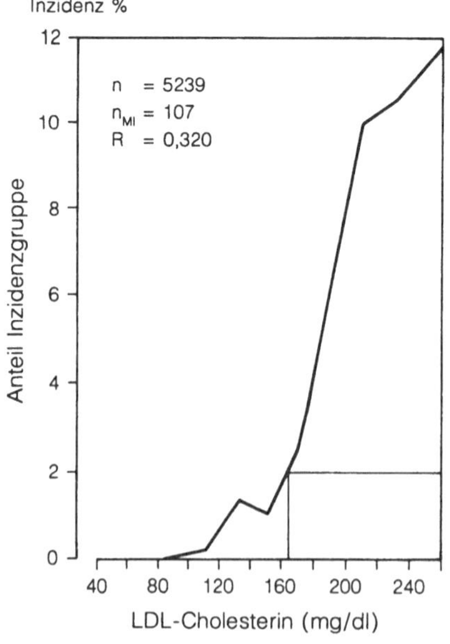

Abb. 3a. Myokardinfarktinzidenz in Abhängigkeit vom LDL-Cholesterinspiegel. Die Darstellung basiert auf Daten der 5132 Referenzpersonen und der 107 Myokardinfarktfälle (Erstereignisse) in GRIPS-Teilprojekt B. *n*, Stichprobenzahl gesamt (Referenz- plus Inzidenzpersonen); *n-MI*, Anzahl der Inzidenzfälle (Myokardinfarkt-Erstereignisse); *R*, Prädiktionskoeffizient nach dem Ergebnis der univariaten logistischen Regressionsanalyse

Tabelle 4. Myokardinfarktinzidenz (Erstereignisse) während einer 5jährigen Beobachtungsperiode in Abhängigkeit von den zu Beginn der Follow-up-Phase ermittelten LDL-Cholesterinspiegeln. Berücksichtigt sind ausschließlich 40- bis 60jährige Männer, die zum Zeitpunkt der Ersterhebung frei von klinischen Zeichen atherosklerotischer Gefäßkrankheiten waren

LDL-Chol (mg/dl)	N	Inzidenz/ 1000 P	Relatives Risiko	p
< 120	1207	0,8	1,0	–
120 – 149	1898	9,5	11,9	***
150 – 169	1046	19,1	23,8	***
170 – 189	619	38,7	48,4	***
≥ 190	469	93,8	117,3	***
Gesamt	5239	20,4	25,5	***

N, Stichprobenzahl; Inzidenz/1000 P, Myokardinfarktinzidenz pro 1000 Untersuchte in 5 Jahren; p, p-Werte gemäß Mantel-Haenszel-Test für die statistische Signifikanz der Verschiedenheit des relativen Risikos von 1 (bezogen auf die Teilgruppe mit LDL-Cholesterin < 120 mg/dl). ***, $P < 0,0001$.

Tabelle 5. Myokardinfarktinzidenz (Fälle/1000 Untersuchte in 5 Jahren) in Teilgruppen stratifiziert nach LDL-Cholesterin und in Abhängigkeit von der Anzahl der zusätzlichen, koronaren Risikofaktoren. Zur Definition der zusätzlichen, koronaren Risikofaktoren siehe Abschnitt 4.3.1.1. Für die Auswertungen berücksichtigt wurden ausschließlich 40- bis 60jährige Männer, die zum Zeitpunkt der Erstuntersuchung frei von klinischen Zeichen atherosklerotischer Gefäßkrankheiten waren

Anzahl zusätzlicher Risikofaktoren	LDL-Cholesterin (mg/dl)							
	< 150		150 – 189		≥ 190		Alle	
	Inz[a]	(n)[b]	Inz[a]	(n)[b]	Inz[a]	(n)[b]	Inz[a]	(n)[b]
0	2,7*	(1121)	8,6*	(465)	21,7	(93)	5,4	(1678)
1	3,2*	(1243)	22,6	(663)	64,7*	(170)	14,4	(2076)
2	15,3	(521)	29,4	(374)	102,2*	(137)	31,9	(1032)
≥ 3	18,2	(220)	85,9*	(163)	246,4*	(69)	77,4	(452)
Gesamt	6,1	(3105)	26,4	(1665)	93,8*	(469)	20,4	(5239)

[a] Inzidenz/1000 Personen in 5 Jahren, [b] Stichprobenzahl.
* Vom Durchschnittsrisiko (20,4 Inzidenzfälle/1000 Personen in 5 Jahren) signifikant verschieden ($p < 0,05$).

In Tabelle 5 ist das GRIPS-Kollektiv nach dem LDL-Cholesterinspiegel in Gruppen mit eher niedrigen (< 150 mg/dl), mittleren (150 bis 189 mg/dl) und hohen (≥ 190 mg/dl) Werten eingeteilt, zusätzlich aber auch nach der Zahl sonstiger Risikofaktoren (0, 1, 2, ≥ 3). Als sonstige Risikofaktoren galten dabei

– familiäre Myokardinfarktdisposition (mindestens ein Blutsverwandter ersten Grades mit Myokardinfarkt vor dem sechzigsten Lebensjahr),

- Hypertonie (RR ≥ 160 mmHg systolisch oder 95 mmHg diastolisch),
- Hyperglykämie (≥ 120 mg/dl),
- Zigarettenrauchen,
- HDL-Verminderung (HDL-Cholesterin < 35 mg/dl),
- Hypertriglyzeridämie (≥ 200 mg/dl).

Angegeben ist in Tabelle 5 für die einzelnen Teilgruppen jeweils die 5 Jahres-Myokardinfarktinzidenz pro 1000 Personen, die im Gesamtkollektiv bei 20 Fällen pro 1000 Untersuchten lag. Personen mit LDL-Cholesterinwerten über 190 mg/dl hatten selbst bei Fehlen zusätzlicher Risikofaktoren eine knapp überdurchschnittliche Myokardinfarktinzidenz. Mit zunehmender Anzahl weiterer Risikofaktoren steigt die Myokardinfarktinzidenz in der Gruppe mit hohen LDL-Cholesterinwerten stark an und erreicht bereits bei einem zusätzlichen Risikofaktor ein gegenüber dem Durchschnittswert signifikant um den Faktor 3 erhöhtes Niveau. In der höchstbelasteten Teilgruppe beträgt die Myokardinfarktinzidenz sogar das 12fache des Durchschnittswertes.

Personen mit mittleren LDL-Cholesterinwerten hatten dagegen ein eindeutig unterdurchschnittliches, geringes Myokardinfarktrisiko, wenn weitere Risikofaktoren fehlten. Schon bei einem zusätzlichen Risikofaktor war das Myokardinfarktrisiko dieser Gruppe aber knapp überdurchschnittlich, um bei zwei bzw. drei zusätzlichen Gefäßbelastungen das 1,5- bis 4fache des Durchschnittswertes zu erreichen.

Bei LDL-Cholesterinwerten unter 150 mg/dl wird eine durchschnittliche oder gar überdurchschnittliche Myokardinfarktinzidenz selbst bei mehr als drei zusätzlichen Risikofaktoren nicht erreicht. Während allerdings die Myokardinfarktinzidenz bei Personen mit niedrigen LDL-Cholesterinwerten und höchstens einem zusätzlichen Risikofaktor signifikant unter dem Durchschnittswert der Gesamtgruppe liegt, befindet sie sich ab zwei zusätzlichen Risikofaktoren nur noch im knapp unterdurchschnittlichen Bereich. Inzidenzraten dieser Größenordnung müssen unter präventivmedizinischen Gesichtspunkten bereits als unerwünscht betrachtet werden.

Tabelle 5 zeigt somit, daß LDL-Cholesterinwerte über 190 mg/dl unabhängig von der Anzahl sonstiger Risikofaktoren prognostisch ungünstig sind, daß die prognostische Wertigkeit mittlerer LDL-Spiegel dagegen stark von der sonstigen Risikofaktorbelastung abhängig ist, und daß LDL-Spiegel unter 150 mg/dl selbst bei zahlreichen sonstigen Risikofaktoren prognostisch noch relativ günstig sind. Unter zusätzlicher Berücksichtigung von Tabelle 4 kann ergänzend festgestellt werden, daß LDL-Cholesterinspiegel unter 120 mg/dl ein nahe bei Null liegendes Myokardinfarktrisiko bedingen und daher als prognostisch ideal anzusehen sind.

Selbstverständlich wurden weitere Auswertungen analog zu Tabelle 5 auch mit anderen Grenzwerten für LDL-Cholesterin und anderen Kombinationen bzw. Definitionen der zusätzlichen Risikofaktoren durchgeführt. Mit der in Tabelle 5 wiedergegebenen Version wurde jedoch eine optimale Differenzierung von

Myokardinfarktfällen und Gesundgebliebenen erreicht. Es sei allerdings darauf hingewiesen, daß die zusätzlichen Risikofaktoren HDL-Cholesterinverminderung und Hypertriglyzeridämie ohne nennenswerten Einfluß auf das Resultat durch die Variablen pathologisches LDL/HDL-Cholesterinverhältnis (>4) bzw. VLDL-Cholesterinerhöhung (>30 mg/dl) ersetzt werden können. Dies überrascht nicht, da das LDL/HDL-Cholesterin-Verhältnis eine starke Abhängigkeit vom HDL-Cholesterinspiegel, der VLDL-Cholesterinwert eine starke Abhängigkeit vom Triglyzeridspiegel aufweist. Aufgrund dieser starken Abhängigkeit der genannten Variablen untereinander ist es nicht sinnvoll, das LDL/HDL-Cholesterinverhältnis und den HDL-Spiegel bzw. die Serumspiegel für Triglyzeride und VLDL-Cholesterin gleichzeitig in die Auswertungen einzubeziehen.

Außer für LDL-Cholesterin wurden von uns auch für die übrigen in GRIPS-Teilprojekt B untersuchten Fettstoffwechselvariablen differenzierte Betrachtungen ihrer Beziehung zur Myokardinfarktinzidenz durchgeführt, insbesondere hinsichtlich der Kontinuität dieser Beziehung. Die Ergebnisse sind im folgenden wiedergegeben.

4.3.1.2 Myokardinfarktinzidenz vs. Gesamtcholesterin

Für den *Gesamtcholesterinspiegel* findet sich eine Assoziation zur Myokardinfarktinzidenz, die ebenso wie jene für LDL-Cholesterin kontinuierlich ist und uneingeschränkt einer Dosis-Wirkungsbeziehung entspricht (Tabelle 7). Wie bereits anhand der Regressionskoeffizienten (Tabelle 3b) deutlich wurde, ist die Assoziation des Gesamtcholesterin zur Myokardinfarktinzidenz jedoch nicht ganz so eindeutig ausgeprägt wie jene des LDL-Cholesterin.

4.3.1.3 Myokardinfarktinzidenz vs. HDL-Cholesterin

Die detaillierte Betrachtung des Zusammenhangs zwischen *HDL-Cholesterinspiegel* und Myokardinfarktrisiko zeigt eine weitgehend kontinuierliche Assoziation im Wertebereich zwischen 35 und 65 mg/dl. Die als protektiv geltende HDL-Komponente und die Myokardinfarktinzidenz erweisen sich dabei als invers assoziiert (Tabelle 6, Abb. 3b).

4.3.1.4 Myokardinfarktinzidenz vs. VLDL-Cholesterin

Abweichend von den für LDL- und HDL-Cholesterin erhobenen Befunden zeigt die Serumkonzentration der als potentiell atherogen geltenden *VLDL* (gemessen über die Cholesterinkomponente als VLDL-Cholesterin) bei detaillierter Betrachtung keine kontinuierliche Beziehung zur Myokardinfarktinzidenz. Zwar findet sich (Tabelle 6, Abb. 3c) ein eindeutiger Risikoanstieg bei Überschreiten eines VLDL-Cholesterinwertes von 30 mg/dl, doch steigt

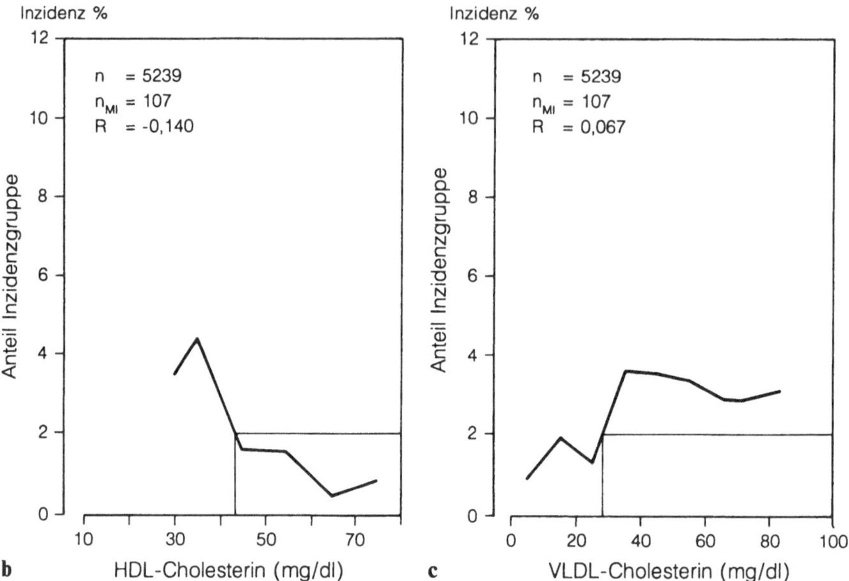

Abb. 3 b. Myokardinfarktinzidenz in Abhängigkeit vom HDL-Cholesterinspiegel. Die Darstellung basiert auf Daten der 5132 Referenzpersonen und der 107 Myokardinfarktfälle (Erstereignisse) in GRIPS-Teilprojekt B. n, Stichprobenzahl gesamt (Referenz- plus Inzidenzpersonen); n-MI, Anzahl der Inzidenzfälle (Myokardinfarkt-Erstereignisse); R, Prädiktionskoeffizient nach dem Ergebnis der univariaten logistischen Regressionsanalyse

Abb. 3 c. Myokardinfarktinzidenz in Abhängigkeit vom VLDL-Cholesterinspiegel. Die Darstellung basiert auf Daten der 5132 Referenzpersonen und der 107 Myokardinfarktfälle (Erstereignisse) in GRIPS-Teilprojekt B. n, Stichprobenzahl gesamt (Referenz- plus Inzidenzpersonen); n-MI, Anzahl der Inzidenzfälle (Myokardinfarkt-Erstereignisse); R, Prädiktionskoeffizient nach dem Ergebnis der univariaten logistischen Regressionsanalyse

das Myokardinfarktrisiko bei noch höheren Werten nicht weiter an, es bleibt vielmehr auf weitgehend konstantem Niveau stabil. Dieser Befund könnte darauf hindeuten, daß bezüglich der Atherogenität der VLDL eher qualitative als quantitative Aspekte von Bedeutung sind. VLDL-Cholesterinspiegel über 30 mg/dl – ein Wert, der seit langem als Normgrenze für VLDL-Cholesterin diskutiert wird [40] – könnten mit gehäuftem Auftreten abnorm zusammengesetzter, d. h. relativ cholesterinreicher VLDL-Partikel einhergehen, denen im Vergleich mit regulär zusammengesetzten VLDL (Triglyzerid/Cholesterinrelation zwischen 3,5 und 5,0) ein erhöhtes atherogenes Potential zugeschrieben wird [41]. In diesem Zusammenhang ist zu betonen, daß die VLDL-Fraktion deshalb als potentiell atherogen gilt, weil sie außerordentlich heterogen zusammengesetzt sein kann. Sie kann aus relativ harmlosen, aber auch aus atherogenen Partikeln bestehen, wobei eine hohe Triglyzerid/Cholesterinrelation für harmlose, eine niedrige Cholesterin/Triglyzeridrelation dagegen

Tabelle 6. Myokardinfarktinzidenz (Erstereignisse) während 5jähriger Beobachtungsperiode in Abhängigkeit von den zu Beginn der Follow-up-Phase ermittelten HDL- bzw. VLDL-Cholesterinspiegeln. Berücksichtigt sind ausschließlich 40- bis 60jährige Männer, die zum Zeitpunkt der Ersterhebung frei von klinischen Zeichen atherosklerotischer Gefäßkrankheiten waren

HDL-Chol (mg/dl)	N	Inzidenz/1000 P	Relatives Risiko	p
< 35	639	50,0	4,1	***
35 – 39	668	32,9	2,7	**
40 – 44	858	13,9	1,1	n.s.
45 – 49	875	16,0	1,3	n.s.
≥ 50	2199	12,3	1,0	–
VLDL-Chol (mg/dl)	N	Inzidenz/1000 P	Relatives Risiko	p
< 25	3440	16,6	1	–
25 – 29	569	12,3	0,7	n.s.
30 – 34	402	24,8	1,5	n.s.
35 – 39	252	55,6	3,3	**
40 – 44	176	39,8	2,4	*
45 – 49	132	30,3	1,8	n.s.
≥ 50	268	29,9	1,8	n.s.
Σ	5239	20,4		

N, Stichprobenzahl; Inzidenz/1000 P, Myokardinfarktinzidenz pro 1000 Untersuchte in 5 Jahren; p, p-Werte gemäß Mantel-Haenszel-Test für die statistische Signifikanz der Verschiedenheit des relativen Risikos von 1 (bezogen auf die Teilgruppe mit HDL-Cholesterin ≥ 50 mg/dl bzw. VLDL-Cholesterin < 25 mg/dl). n.s., $P \geq 0,05$ nicht signifikant; * $P < 0,01$; ** $P < 0,001$; *** $P < 0,0001$.

für eher atherogene Eigenschaften spricht [41]. Eine positive Assoziation zwischen der Höhe des VLDL-Spiegels im Plasma und dem Anteil relativ cholesterinreicher, d.h. atherogener VLDL-Partikel an der Gesamtfraktion könnte somit den sprunghaften Anstieg des Myokardinfarktrisikos bei Überschreiten von 30 mg/dl VLDL-Cholesterin im Plasma und das Fehlen einer kontinuierlichen Dosis-Wirkungsbeziehung zwischen VLDL-Cholesterinspiegel und Myokardinfarktinzidenz erklären.

4.3.1.5 Myokardinfarktinzidenz vs. Serumtriglyzeride

Die Assoziation des *Serumtriglyzeridspiegels* zur Myokardinfarktinzidenz (Tabelle 7) zeigt qualitativ und quantitativ ähnliche Charakteristika wie jene der VLDL-Cholesterinkonzentration. Dieses überrascht nicht, da VLDL (obwohl zumeist über die Cholesterinkomponente gemessen) überwiegend aus Triglyzeriden bestehen und der Haupttriglyzeridtransporteur des menschlichen Plasmas sind [8]. Dementsprechend zeigen Triglyzeridspiegel und VLDL-Choleste-

Tabelle 7. Myokardinfarktinzidenz (Erstereignisse) während einer 5jährigen Beobachtungsperiode in Abhängigkeit von den zu Beginn der Follow-up-Phase ermittelten Gesamtcholesterin- bzw. Triglyzeridspiegeln. Berücksichtigt sind ausschließlich 40- bis 60jährige Männer, die zum Zeitpunkt der Ersterhebung frei von klinischen Zeichen einer atherosklerotischen Gefäßkrankheit waren

Cholesterin (mg/dl)	N	Inzidenz/ 1000 P	Relatives Risiko	p
< 200	1838	4,9	1	–
200 – 219	1096	10,9	2,2	**
220 – 239	928	21,6	4,4	***
240 – 259	654	33,6	6,8	***
≥ 260	723	60,8	12,4	***
Triglyceride (mg/dl)	N	Inzidenz/ 1000 P	Relatives Risiko	p
< 150	3083	14,6	1,0	–
150 – 199	1187	16,8	1,2	n.s.
200 – 249	535	52,3	3,6	***
250 – 299	245	32,6	2,2	*
≥ 300	189	31,7	2,2	*
Σ	5239	20,4	–	

N, Stichprobenzahl; Inzidenz/1000 P, Myokardinfarktinzidenz pro 1000 Untersuchte in 5 Jahren; p, p-Werte gemäß Mantel-Haenszel-Test für die statistische Signifikanz der Verschiedenheit des relativen Risikos von 1 (bezogen auf die Teilgruppe mit Gesamtcholesterin < 200 mg/dl bzw. Triglyzeriden < 150 mg/dl). *n.s.*, $P \geq 0,05$ nicht signifikant; * $P < 0,01$; ** $P < 0,001$; *** $P < 0,0001$.

rinkonzentrationen bei Fehlen anderer triglyzeridreicher Lipoproteine (Chylomikronen, Chylomikronenremnants und abnorme, intermediäre Lipoproteine), d. h. insbesondere unter streng nüchternen Bedingungen eine enge Korrelation. Mit den von uns angewandten Techniken zur Lipid- und Lipoproteinanalytik fanden sich bei Fehlen anderer triglyzeridreicher Lipoproteine für das Triglyzerid/VLDL-Cholesterin-Verhältnis im Plasma Werte um 6 [10]. Unter Berücksichtigung dieser Aspekte entspricht es den Erwartungen, daß die Myokardinfarktinzidenz in Abhängigkeit vom Triglyzeridspiegel sprunghaft ansteigt, sobald ein Wert von 200 mg/dl überschritten wird. Dies deckt sich rechnerisch gut mit dem sprunghaften Inzidenzanstieg bei Überschreiten eines VLDL-Cholesterinspiegels von 30 mg/dl. Auch die Assoziation zwischen Triglyzeriden und Myokardinfarktrisiko zeigt keine kontinuierliche Dosis-Wirkungsbeziehung. Bei weiterem Anstieg der Triglyzeridkonzentration oberhalb 200 mg/dl bleibt die Myokardinfarktinzidenz zwar auf erhöhtem Niveau, jedoch unabhängig von weiterem Triglyzeridanstieg weitgehend konstant. Als Erklärung für dieses Phänomen gelten die gleichen Überlegungen, die zuvor bereits im Zusammenhang mit der VLDL-Cholesterinkonzentration angestellt wurden.

Ergänzend ist anzumerken, daß die Assoziation des Koronarrisikos zum Triglyzeridspiegel geringfügig strenger scheint, als jene zur VLDL-Cholesterinkonzentration (Tabelle 3a–c, 6, 7). Dieses geht konform mit der Annahme, daß der Triglyzeridspiegel in einzelnen Fällen durch andere, triglyzeridreiche und atherogene Lipoproteine mitbestimmt sein kann und so die Gruppe der potentiell atherogenen, triglyzeridreichen Lipoproteine umfassender wiedergibt als die VLDL-Konzentration allein.

4.3.1.6 Myokardinfarktinzidenz vs. Apoproteine (A-I, B)

Die *Apoproteine B* (Haupteiweißkomponente der LDL) und *A-I* (Haupteiweißkomponente der HDL) zeigen erwartungsgemäß ähnliche Assoziationen zum Myokardinfarktrisiko wie ihre korrespondierenden Lipoproteinparameter (Tabelle 8). Dabei bestätigt sich jedoch die bereits anhand der Regressionskoeffizienten (Tabelle 3b) gemachte Beobachtung, daß die genannten Apoproteine im Vergleich mit ihren korrespondierenden Lipoproteinparametern zwar in tendenziell gleicher, quantitativ jedoch schwächerer Beziehung zum Myokardinfarktrisiko stehen.

Tabelle 8. Myokardinfarktinzidenz (Erstereignisse) während einer 5jährigen Beobachtungsperiode in Abhängigkeit von den zu Beginn der Follow-up-Phase ermittelten Apoprotein B- bzw. Apo A-I-Spiegeln. Berücksichtigt sind ausschließlich 40- bis 60jährige Männer, die zum Zeitpunkt der Ersterhebung frei von klinischen Zeichen einer atherosklerotischen Gefäßkrankheit waren

Apoprotein B (mg/dl)	N	Inzidenz/ 1000 P	Relatives Risiko	p
<90	501	2,0	1	–
90–109	1495	10,0	5,0	***
110–129	1704	14,7	7,4	***
130–149	991	29,3	14,7	***
≥150	548	67,5	33,8	***
Apoprotein A-I (mg/dl)	N	Inzidenz/ 1000 P	Relatives Risiko	p
<90	381	28,9	3,4	***
90–109	1235	25,9	3,0	***
110–129	1583	19,6	2,3	*
130–149	1114	22,4	2,6	**
≥150	926	8,6	1	–
Σ	5239	20,4		

N, Stichprobenzahl; Inzidenz/1000 P, Myokardinfarktinzidenz pro 1000 Untersuchte in 5 Jahren; p, p-Werte gemäß Mantel-Haenszel-Test für die statistische Signifikanz der Verschiedenheit des relativen Risikos von 1 (bezogen auf die Teilgruppe mit Apo B <90 bzw. Apo A-I ≥150 mg/dl). * $P<0,01$; ** $P<0,001$; *** $P<0,0001$.

4.3.2 Schlaganfall

Die Inzidenzgruppe für das Zielereignis Schlaganfall umfaßt (nach den Kriterien aus den Abschnitten 2.3 und 2.4) 49 Fälle, die entsprechende Referenzgruppe 5132 Personen. Bei differenzierter Betrachtung nach der Pathogenese des Schlaganfallereignisses sind 32 Fälle dem ischämischen und 7 dem hämorrhagischen Formenkreis zuzuordnen, in den verbleibenden 10 Fällen konnte eine pathogenetische Differenzierung nicht eindeutig vorgenommen werden [42].

Als dominierende Risikoprädiktoren für das Zielereignis Schlaganfall gingen aus univariaten statistischen Analysen die Blutdruckwerte, gefolgt vom Blutglukosespiegel hervor (Tabelle 9a, b und 10). Als weitere positiv mit dem Schlaganfallrisiko assoziierte Variable sind Zigarettenrauchen sowie familiäre Belastung bezüglich Schlaganfall einzustufen. Keine relevanten Assoziationen zur Schlaganfallinzidenz ergaben sich für das relative Körpergewicht und den Harnsäurespiegel im Plasma (Tabelle 9a, b und 10) sowie für die Regelmäßigkeit von Alkoholkonsum und sportlicher Aktivität, vor allem aber (Tabelle 9a, b und 10) für sämtliche Fettstoffwechselvariablen.

Diese Daten bestätigen im wesentlichen die bisherige, epidemiologische Literatur über Risikoprädiktoren und Risikofaktoren des Schlaganfalls [43]. Dieses gilt insbesondere auch hinsichtlich der Bedeutung der verschiedenen Fettstoffwechselvariablen. Als Ergänzung zu den bisher verfügbaren epidemiologischen Befunden kann nach den aus GRIPS-Teilprojekt B hervorgegangenen Daten aber festgestellt werden, daß auch bei differenzierter und allen methodischen Anforderungen genügender Fettstoffwechselanalytik Beziehungen von Lipid-, Lipoprotein- und Apoproteinparametern zum Schlaganfallrisiko nicht zu ermitteln sind [42]. Damit ergibt sich nunmehr eine gute Grundlage für die Feststellung, daß diese wichtigsten Prädiktoren des Koronarrisikos für das Zielereignis Schlaganfall ohne Bedeutung sind. Da auch der Schlaganfall in etwa ⅔ der Fälle auf atherosklerotischen Gefäßwandveränderungen beruht [43], häufig also auf denselben Gefäßprozeß zurückzuführen ist wie die koronaren Manifestationsformen der Atherosklerose, ist dieser Befund aus pathophysiologischer Sicht erstaunlich, muß aber gegenwärtig wohl als gegeben hingenommen werden. An der überragenden Rolle der Blutdruckwerte in der Prädiktion des Schlaganfallrisikos kann nach den Daten aus GRIPS-Projekt B kein Zweifel bestehen.

4.3.3 Periphere arterielle Verschlußkrankheit (PAVK)

Die Inzidenzgruppe für die periphere arterielle Verschlußkrankheit umfaßte (nach den Kriterien aus den Abschnitten 2.3 und 2.4) 26 Fälle, die entsprechende Referenzgruppe 5132 Personen [70].

Als dominierende Risikofaktoren für die in den peripheren Beinarterien lokalisierte Form der Artherosklerose wurden anhand statistischer Analysen die Blutdruckwerte, gefolgt von der Raucheranamnese und dem Blutglukose-

Tabelle 9a. Altersadjustierte Mittelwerte und Standardabweichungen für stetige Variable bei Inzidenz- (Schlaganfall, periphere arterielle Verschlußkrankheit) und Referenzpersonen

Variable	Referenz-gruppe ($n = 5132$) MW $\pm$ SD	SA ($n = 49$) MW $\pm$ SD	P1	PAVK ($n = 26$) MW $\pm$ SD	P2
Alter (Jahre)	47,5$\pm$ 5,1	49,9$\pm$ 5,4	*	50,9$\pm$ 4,0	**
Body Mass Index (kg/m^2)	26,2$\pm$ 2,9	25,8$\pm$ 3,2	n.s.	26,6$\pm$ 1,6	n.s.
Systolischer Blutdruck (mm Hg)	131,3$\pm$15,2	151,5$\pm$22,7	***	154,4$\pm$27,9	***
Diastolischer Blutdruck (mm Hg)	85,6$\pm$ 8,9	94,4$\pm$11,5	***	93,7$\pm$12,2	**
Cholesterin (mg/dl)	216,3$\pm$39,4	210,2$\pm$33,0	n.s.	231,7$\pm$41,9	(*)
Triglyzeride (mg/dl)	152,9$\pm$79,7	147,9$\pm$64,4	n.s.	168,8$\pm$58,9	n.s.
LDL-Cholesterin (mg/dl)	143,7$\pm$32,8	141,5$\pm$31,0	n.s.	156,9$\pm$33,3	(*)
VLDL-Cholesterin (mg/dl)	23,4$\pm$17,1	25,0$\pm$20,3	n.s.	26,3$\pm$12,5	n.s.
HDL-Cholesterin (mg/dl)	48,6$\pm$11,9	47,2$\pm$12,8	n.s.	47,9$\pm$16,0	n.s.
Apoprotein B (mg/dl)	119,2$\pm$23,6	119,7$\pm$22,4	n.s.	134,1$\pm$34,1	***
Apoprotein A-I (mg/dl)	126,1$\pm$27,8	126,0$\pm$27,3	n.s.	113,7$\pm$29,6	(*)
Glucose (mg/dl)	102,1$\pm$26,7	120,3$\pm$54,5	(*)	121,7$\pm$34,7	**
Harnsäure (mg/dl)	6,1$\pm$ 1,3	6,3$\pm$ 1,7	n.s.	6,2$\pm$ 1,3	n.s.

SA, Schlaganfall; *PAVK*, periphere arterielle Verschlußkrankheit; *n*, Stichprobenzahl; *P1*, P-Wert für die statistische Signifikanz des Unterschieds der Mittelwerte in Schlaganfall- und Referenzgruppe (t-Test); *P2*, P-Wert für die statistische Signifikanz des Unterschieds der Mittelwerte in PAVK- und Referenzgruppe (t-Test); *n.s.*, $P \geq 0,05 =$ nicht signifikant; (*), $P < 0,05$; *, $P < 0,01$; **, $P < 0,001$; ***, $P < 0,0001$.

Tabelle 9b. Prädiktionskoeffizienten aus univariaten logistischen Regressionsmodellen zur quantitativen Darstellung des Zusammenhangs zwischen stetigen Variablen und Schlaganfall- bzw. PAVK-Risiko

Variable	Assoziation			
	SA-Inzidenz		PAVK-Inzidenz	
	R_1	P	R_2	P
Alter (Jahre)	0,122	**	0,162	*
Body Mass Index (kg/m^2)	0,028	n.s.	0,015	n.s.
Systolischer Blutdruck (mm Hg)	0,329	***	0,359	***
Diastolischer Blutdruck (mm Hg)	0,268	***	0,241	***
Cholesterin (mg/dl)	$-0,006$	n.s.	0,071	(*)
Triglyceride (mg/dl)	0,004	n.s.	0,030	n.s.
LDL-Cholesterin (mg/dl)	$-0,008$	n.s.	0,066	(*)
VLDL-Cholesterin (mg/dl)	0,011	n.s.	0,028	n.s.
HDL-Cholesterin (mg/dl)	$-0,015$	n.s.	$-0,011$	n.s.
Apoprotein B (mg/dl)	0,003	n.s.	0,151	*
Apoprotein A-I (mg/dl)	0,002	n.s.	$-0,090$	(*)
Glucose (mg/dl)	0,150	***	0,145	*
Harnsäure (mg/dl)	0,037	n.s.	$-0,012$	n.s.

SA, Schlaganfall; *PAVK*, periphere arterielle Verschlußkrankheit; *P*, P-Wert für die statistische Signifikanz der Verschiedenheit des Prädiktionskoeffizienten R1 (für Schlaganfall) bzw. R2 (für PAVK) von Null (Likelihood-Ratio-Test); *n.s.*, $P \geq 0,05$ nicht signifikant; (*), $P < 0,05$; *, $P < 0,01$; **, $P < 0,001$; ***, $P < 0,0001$.

Tabelle 10. Altersadjustierte Angaben zum relativen Risiko für Schlaganfall (*SA*) bzw. für die periphere arterielle Verschlußkrankheit (*PAVK*) bei Trägern (*RM* +) bestimmter Risikomerkmale im Vergleich mit den von dem jeweiligen Risikomerkmal unbelasteten Personen. Referenzgruppe (Ref) $n = 5132$; Inzidenzgruppe Schlaganfall, $n = 49$; Inzidenzgruppe periphere arterielle Verschlußkrankheit, $n = 26$

Risikomerkmal (RM)	RM + (Ref)[a]	RM + (SA)[a]	RM + (PAVK)[a]	Rel. SA Ris.[b] p[d]	ppW (SA) %[c]	Rel. PAVK Ris.[b] p[d]	ppW (PAVM) %[c]
Body Mass Index ≥ 30 kg/m²	483	3	2	0,6 n.s.	0,6	0,8 n.s.	0,4
Hypertonie (≥ 160/95 mm Hg)	950	29	15	6,3 ***	3,0	5,9 ***	1,6
Plasmaglucose ≥ 150 mg/dl	157	5	2	3,6 *	3,1	2,6 *	1,3
Zigarettenrauchen	1866	23	19	1,9 (*)	1,2	5,1 ***	1,0
Fam. SA Disposition	324	6	2	2,1 (*)	1,8	1,2 n.s.	0,6
Cholesterin ≥ 240 mg/dl	1311	12	11	1,0 n.s.	0,9	2,1 (*)	0,8
Triglyceride ≥ 200 mg/dl	927	11	8	1,2 n.s.	1,1	2,0 n.s.	0,9
LDL-Cholesterin ≥ 190 mg/dl	425	4	6	1,0 n.s.	0,9	3,1 *	1,4
VLDL-Cholesterin ≥ 30 mg/dl	1194	14	10	1,2 n.s.	1,1	2,0 n.s.	0,8
HDL-Cholesterin < 35 mg/dl	592	6	5	1,1 n.s.	1,0	1,8 n.s.	0,8
Apoprotein B ≥ 140 mg/dl	930	7	10	0,8 n.s.	0,7	2,7 *	1,1
Apoprotein A-I < 105 mg/dl	1016	10	9	1,0 n.s.	0,9	2,1 n.s.	1,0

[a] Anzahl merkmalspositiver Personen in Referenz- bzw. Schlaganfall- bzw. PAVK-Gruppe.
[b] Relatives Risiko für Schlaganfall bzw. PAVK von merkmalspositiven (RM +)- gegenüber merkmalsnegativen Personen.
[c] Positiver prädiktiver Wert des jeweiligen Risikomerkmals in bezug auf das Schlaganfall- bzw. PAVK-Risiko.
[d] *p*-Wert für die statistische Signifikanz der Verschiedenheit des relativen Risikos von 1 (gemäß Mantel-Haenszel-Test); *n.s.*, $P ≥ 0,05 =$ nicht signifikant, (*), $P < 0,05$; *, $P < 0,01$; **, $P < 0,001$; ***, $P < 0,0001$.

spiegel herausgearbeitet (Tabelle 9a, b und 10). Weitere positive Assoziationen zum PAVK-Risiko ergaben sich für LDL-Cholesterin, Gesamtcholesterin und Apoprotein B (Tabelle 9a, b und 10). Lediglich tendenziell positive Beziehungen zur PAVK-Inzidenz fanden sich für die Plasmaspiegel der Triglyzeride und des VLDL-Cholesterin, ebenfalls nur tendenziell inverse Assoziationen für die Plasmakonzentrationen des HDL-Cholesterin und des Apoprotein A-I (Tabelle 9a, b und 10). Die letztgenannten Wechselbeziehungen erreichten höchstens bei einem Teil der statistischen Analysen ein signifikantes Niveau (Tabelle 9a, b und 10). Dieses mag jedoch zumindest teilweise durch die noch relativ geringe Fallzahl in der Inzidenzgruppe für das Zielereignis PAVK bedingt sein: Unter allen Inzidenzgruppen atherosklerotischer Folgeerkrankungen war diejenige der PAVK die bei weitem kleinste. Keinerlei Beziehung zur PAVK-Inzidenz ergaben sich für die familiäre Belastung bezüglich Schlaganfall oder Myokardinfarkt, den Harnsäurespiegel im Plasma, das relative Körpergewicht (Tabelle 9a, b und 10) oder die Regelmäßigkeit von Alkoholkonsum bzw. sportlicher Aktivität.

Gerade bezüglich des Zielereignisses PAVK scheint es interessant, den weiteren Verlauf von GRIPS-Teilprojekt B und die entsprechenden, weiteren Follow-up-Erhebungen abzuwarten, da die Fallzahl an PAVK-Neuerkrankungen für statistische Analysen gegenwärtig noch als recht klein zu bewerten ist und anhand einer größeren Inzidenzgruppe validere Befunde erhofft werden können. In jedem Falle besteht bereits nach den gegenwärtig verfügbaren Daten an der dominierenden Rolle von Blutdruckwerten, Raucheranamnese und Blutglukosespiegel in der Prädiktion der PAVK kein Zweifel [70].

4.3.4 Zusammenfassende Darstellung für alle Lokalisationsformen atherosklerotischer Folgekrankheiten (univariate Analysen)

Die aus *univariaten Analysen* hervorgegangene Rangordnung verschiedener Prüfvariablen bezüglich ihrer Assoziation zu den verschiedenen primären Zielereignissen des GRIPS-Teilprojektes B ist in Tabelle 11 noch einmal zusammenfassend dargestellt. Es zeigt sich deutlich, daß die Bedeutung der verschiedenen Variablen als Prädiktoren des Risikos für verschiedene atherosklerotische Folgekrankheiten – ausführlich dargestellt in den Abschnitten 4.3.1 bis 4.3.3 – erheblich variiert in Abhängigkeit von der Lokalisation des Gefäßprozesses. Für koronare, cerebrale und periphere Manifestationsformen der Atherosklerose ergeben sich deutlich unterschiedliche Spektren an relevanten Risikoprädiktoren (Tabelle 11).

4.4 Myokardinfarkt (Erstereignisse): Inzidenzen in Abhängigkeit von der Prüfvariablen (multivariate Analysen)

Die in Abschnitt 4.3 anhand univariater statistischer Analysen dargestellten Zusammenhänge zwischen den Prüfvariablen und der Inzidenz von Zielereignissen sollten zusätzlich anhand multivariater Auswertemodelle überprüft werden. Dabei sollte insbesondere gesichert werden, daß die aus univariaten Analysen hervorgegangene Rangordnung der Risikofaktoren und Risikoprädiktoren atherosklerotischer Folgekrankheiten (Tabelle 11) auch anhand multivariater Untersuchungen – bei denen in wesentlich umfassenderer Weise als bei univariaten Analysen die Interferenzen zwischen den Prüfvariablen berücksichtigt und die Eigenständigkeiten ihrer Beiträge zur Risikoprädiktion herausgearbeitet werden können – zu bestätigen ist. Darüber hinaus bietet das multivariate logistische Regressionsmodell die Möglichkeit, eine Schätzung der Wahrscheinlichkeit p für den Eintritt eines Zielereignisses in Abhängigkeit von mehreren potentiellen Einflußvariablen vorzunehmen. Hierfür werden im Regressionsmodell für alle einbezogenen Variablen x_1 bis x_n die Koeffizienten b_1 bis b_n als Risikoschätzer definiert, anhand derer die Ereigniswahrscheinlichkeit p gemäß der folgenden, logistischen Funktion ermittelt wird.

$$p = \frac{\exp\left(a + \sum_{i=1}^{n} b_i x_i\right)}{1 + \exp\left(a + \sum_{i=1}^{n} b_i x_i\right)} \qquad (a = \text{Konstante})$$

Die Ereigniswahrscheinlichkeit p kann dann auf der Grundlage des Regressionsmodells für jeden Einzelfall errechnet werden, für den die Ausprägung der Variablen x1 bis xn bekannt ist. Ebenso kann der für die einzelnen Variablen ermittelte Koeffizient b i in ein Odds Ratio umgerechnet werden, welches den

Tabelle 11. Stellenwert verschiedener potentieller Determinanten des Atheroskleroserisikos für die Prädiktion der Eintrittswahrscheinlichkeit unterschiedlicher atherosklerotischer Lokalisationsformen, ermittelt mit Hilfe univariater Analysen anhand des Datensatzes von GRIPS-Teilprojekt B

Variable	MI $n=107$	KHK $n=73$	SA $n=49$	PAVK $n=26$
LDL-Cholesterin	①	①	∅	5
Cholesterin	②	②	∅	6
Apo B	③	③	∅	4
Familien-Anamnese MI	④	∅	∅	∅
HDL-Cholesterin	5	8	∅	8
Blutdruck	6	6	①	①
Rauchen	7	∅	③	②
Triglyzeride	8	4	∅	∅
VLDL-Cholesterin	9	5	∅	∅
Plasma-Glucose	10	∅	②	③
Apo A-I	11	9	∅	7
BMI	∅	7	∅	∅
Familien-Anamnese SA	∅	∅	4	∅

MI, Myokardinfarkt; *KHK*, chronische koronare Herzkrankheit ohne Myokardinfarkt; *SA*, Schlaganfall, *PAVK*, periphere arterielle Verschlußkrankheit; ① Dominierender Risikofaktor; ② Sonstiger Haupt-Risikofaktor (R>0,15; $p<0,0001$); 5 Zusätzlicher Risikofaktor (R 0,05−0,15; $p<0,05$).

Einfluß der Variablen auf das Myokardinfarktrisiko direkt, quantitativ und unabhängig von Wechselbeziehungen mit anderen Variablen bzw. Confoundern wiedergibt.

Die bisher durchgeführten multivariaten Analysenansätze beschränken sich vorerst auf eines der in der Studie berücksichtigten primären Zielereignisse, auf den Myokardinfarkt. Diese Beschränkung ergibt sich zwangsläufig wegen der relativ geringen Fallzahlen für die übrigen Zielereignisse, die für multivariate Analysenansätze problematisch sind. Darüber hinaus ist zu bedenken, daß der Myokardinfarkt (dieser Begriff schließt bei den Auswertungen zu GRIPS-Teilprojekt B bekanntlich den tödlichen und nicht-tödlichen Myokardinfarkt sowie den akuten Koronartod ein) die häufigste und klinisch bedeutsamste Folgekrankheit der Atherosklerose ist.

Allerdings sind die bisher erstellten multivariaten Analysenergebnisse zur Zeit noch präliminär. Insgesamt dauern unsere Bemühungen um multivariate Analysenergebnisse über Zusammenhänge zwischen den Prüfvariablen und der Myokardinfarktinzidenz derzeit noch an.

Bei den bisherigen Analysen zur Bildung eines multivariaten logistischen Regressionsmodells für die Schätzung des Myokardinfarktrisikos wurden die folgenden Prüfvariablen unter unterschiedlichen Bedingungen (stetig bzw. in wechselnder Kategorisierung) eingesetzt:

Lebensalter, Gesamtcholesterin, Serumtriglyzeride, LDL-Cholesterin, VLDL-Cholesterin, HDL-Cholesterin, Apoprotein B, Apoprotein A-I, Plasmaglukosespiegel, Body Mass Index, familiäre Myokardinfarktdisposition, Zigarettenrauchen, Blutdruckwerte. In dem letztlich ausgewählten Endmodell fanden aus diesem insgesamt getesteten Variablenspektrum die nachfolgend genannten Berücksichtigung:

LDL-Cholesterin: Diese Variable wurde in den verschiedenen, getesteten Regressionsmodellen teils als stetige, teils als kategorisierte Variable eingesetzt. Im Endmodell ist LDL-Cholesterin als kategorisierte Variable wie folgt berücksichtigt: < 150 mg/dl, 150–169 mg/dl, 170–189 mg/dl und ≥ 190 mg/dl (vier Kategorien). Für die Übergänge zwischen den Kategorien 1 und 2, 2 und 3 sowie 3 und 4 wurde ein gemeinsam gültiges Odds Ratio zur Schätzung des Risikoanstiegs berechnet. Modellierungsversuche mit separaten Odds Ratios für jeden der drei Übergänge zwischen den vier Kategorien ergaben keine Modellverbesserung im Sinne einer besseren Risikoprädiktion und eine weitgehende Übereinstimmung der drei separat ermittelten Odds Ratios untereinander als auch mit dem gemeinsam gültigen. Daher wurde entschieden, für die Übergänge zwischen den Kategorien im Endmodell ein gemeinsam gültiges Odds Ratio anzugeben.

Familiäre Myokardinfarktdisposition: Kategorisiert in zwei Stufen (kein bzw. ≥ ein Blutsverwandter mit frühzeitigem Myokardinfarkt vor dem 60. Lebensjahr).

Lebensalter
Kategorisiert in zwei Stufen (< 50 Jahre, ≥ 50 Jahre).

HDL-Cholesterin
Kategorisiert in zwei Stufen ($\geq$ bzw. $<$ 35 mg/dl).

Blutdruck
Diese Variable wurde kategorisiert in drei Stufen berücksichtigt (normoton, grenzwertig und hyperton gemäß den WHO-Kriterien). Für die Übergänge von Stufe 1 nach Stufe 2 sowie von Stufe 2 nach Stufe 3 wurde ein gemeinsames Odds Ratio zur Abschätzung des Risikoanstiegs berechnet. Modellierungsversuche, in denen für die beiden Übergänge zwischen den Teilgruppen separate Odds Ratios berechnet wurden, ergaben keine Modellverbesserung im Sinne einer besseren Risikoprädiktion und weitgehend gleiche Werte für die beiden separat ermittelten Odds Ratios. Es wurde daher entschieden, für beide Übergänge im Endmodell ein gemeinsames Odds Ratio anzugeben.

Zigarettenrauchen
Kategorisiert in zwei Stufen (Raucher bzw. Nichtraucher zum Zeitpunkt der Erstuntersuchung).

Plasmaglukosespiegel
Kategorisiert in zwei Stufen ($<$ bzw. $\geq$ 120 mg/dl).

Neben den bisher genannten Variablen wurden auch Wechselwirkungen der Variablen untereinander als potentielle Confounder in die Modellentwicklung einbezogen. Die Berücksichtigung von Wechselwirkungen ergab jedoch keine Modellverbesserung im Sinne einer besseren Risikoprädiktion. Eine Einbeziehung von Wechselwirkungen zwischen den berücksichtigten Variablen in das Endmodell war daher nicht erforderlich.

Das bisher mittels multivariater logistischer Regressionsanalyse ermittelte Endmodell zur Prädiktion des Myokardinfarktrisikos ist in Tabelle 12 dargestellt. Dort ist die im Endmodell gefundene Rangordnung der Variablen, einschließlich des zugehörigen Chi^2-Wertes wiedergegeben. Der Chi^2-Wert sowie der zugehörige p-Wert sind ein Maß für die Modellverbesserung, die durch Einbeziehung der jeweiligen Variablen erreicht wird. Darüber hinaus finden sich in Tabelle 12 die im Modell ermittelten, multivariaten Odds Ratios, die den Einfluß der einzelnen Variablen auf das Myokardinfarktrisiko quantitativ darstellen. Gleichfalls wiedergegeben sind die 95% Konfidenzintervalle zu den Odds Ratios.

Tabelle 12 zeigt, daß auch nach den Ergebnissen der multivariaten logistischen Regressionsanalyse die höchste prognostische Aussagekraft bezüglich des Myokardinfarktrisikos dem LDL-Spiegel (gemessen als LDL-Cholesterin) zukommt.

Nach dem letztlich ermittelten Endmodell bedeutet ein LDL-Cholesterinspiegel im Bereich zwischen 150 und 170 mg/dl ein ca. 2,3fach höheres Myokardinfarktrisiko als ein Wert unterhalb 150 mg/dl. Eine weitere, 2,3fache Steigerung ergibt sich bei Werten zwischen 170 und 190 gegenüber solchen zwischen 150 und 170 mg/dl. Eine dritte Steigerung des Myokardinfarktrisikos

Tabelle 12. Endmodell multivariater logistischer Regressionsanalysen zur Schätzung der 5-Jahres-Eintrittswahrscheinlichkeit eines Myokardinfarkt-ereignisses in Abhängigkeit von den Variablen LDL-Cholesterin, familiäre Myokardinfarktdisposition, HDL-Cholesterin, Lebensalter, Hypertonie, Raucheranamnese und Plasmaglukosespiegel. Die Variablen wurden kategorisiert entsprechend den Angaben in Spalte 2 eingesetzt.

Variable	Kategorien	Chi^2	p-Wert (Chi^2)	Koeffizient	Std.fehler	Odds Ratio[a]	95% CI
1 LDL-Cholesterin	$<150/150-169/170-189$ ≥ 190 mg/dl	95,25	**	0,842	0,089	2,32	1,95–2,76
2 Familien-Anamnese bzgl. MI	negativ/positiv	30,65	**	1,404	0,234	4,07	2,58–6,44
3 HDL-Cholesterin	$<35/\geq 35$ mg/dl	16,63	**	−1,001	0,231	0,37	0,23–0,58
4 Alter	$<50/\geq 50$ Jahre	16,23	**	0,831	0,207	2,29	1,53–3,44
5 Blutdruck	normoton/grenzwertig/ hyperton (WHO)	5,74	(*)	0,309	0,128	1,36	1,06–1,75
6 Zigarettenrauchen	nein/ja	5,55	(*)	0,490	0,208	1,63	1,09–2,45
7 Plasmaglucose	$<120/\geq 120$ mg/dl	3,95	(*)	0,545	0,262	1,72	1,03–2,88
Konstante a	−6,4321						

[a] Anstieg des Myokardinfarktrisikos beim Übergang von einer Kategorie der jeweiligen Variablen zur nächsthöheren.
Die Rangordnung der Variablen in der Tabelle richtet sich nach der Höhe ihres Beitrags zur Modellverbesserung im Sinne einer zuverlässigen Risikoschätzung, ersichtlich aus der Höhe des Chi^2-Wertes. $p(Chi^2) = $p-Wert für die Signifikanz des Chi^2-Wertes. Dabei bedeuten (*), $P < 0,05$; *, $P < 0,01$; **, $P < 0,001$. Der Koeffizient *b* dient der multivariaten Schätzung des Myokardinfarktrisikos mit Hilfe der in der Tabelle wiedergegebenen Variablen gemäß der in Abschnitt 4.4 dargestellten logistischen Funktion. Das Odds Ratio und das zugehörige 95% Konfidenzintervall (*CI*) geben den Beitrag der einzelnen Variablen zum Myokardinfarktrisiko quantitativ wieder.

um den Faktor 2,3 findet sich schließlich bei LDL-Cholesterinwerten über 190 mg/dl gegenüber solchen zwischen 170 und 190 mg/dl. Insgesamt bedeutet dies, daß nach den Ergebnissen der multivariaten logistischen Regressionsanalyse, bezogen auf das letztlich ermittelte Endmodell, Personen mit LDL-Cholesterin-Werten über 190 mg/dl ein über 12mal höheres Myokardinfarktrisiko tragen als solche mit prognostisch offenbar günstigen Werten unter 150 mg/dl.

Als Variable mit der zweitstärksten Prädiktionskraft bezüglich des Myokardinfarktrisikos folgt in dem von uns gewählten Endmodell der multivariaten logistischen Regressionsanalyse die familiäre Myokardinfarktdisposition.

Personen mit mindestens einem Blutsverwandten ersten Grades, der vor dem 60. Lebensjahr einen Myokardinfarkt erlitten hat, zeigen ein rund 4fach höheres eigenes Myokardinfarktrisiko als familiär unbelastete Studienteilnehmer.

An dritter Stelle folgt die invers assoziierte Variable HDL-Cholesterin.

HDL-Cholesterinwerte über 35 mg/dl bedingen eine Reduktion des Myokardinfarktrisikos gegenüber Personen mit Werten unterhalb dieser Grenze um einen Faktor 0,37. Dies bedeutet umgekehrt, daß Studienteilnehmer mit verminderten HDL-Cholesterinwerten (< 35 mg/dl) ein um den Faktor 2,7 höheres Myokardinfarktrisiko tragen als Personen mit normalen HDL-Cholesterinspiegeln (ab 35 mg/dl).

Die viertstärkste Aussagekraft bei der Prädiktion des Myokardinfarktrisikos zeigt nach dem von uns gewählten Endmodell der multivariaten logistischen Regressionsanalyse das Lebensalter.

Personen über 50 Jahre tragen ein rund 2,3fach höheres 5-Jahres-Myokardinfarktrisiko als Studienteilnehmer unterhalb dieser Altersgrenze.

Personen mit Grenzwert-Hypertonie (nach WHO-Definition) haben nach den Ergebnissen des von uns gewählten Endmodells der multivariaten logistischen Regressionsanalyse ein knapp 1,4fach höheres 5-Jahres-Myokardinfarktrisiko als Normotoniker. Eindeutige Hypertoniker (nach WHO-Kriterien) haben gegenüber Grenzwert-Hypertonikern eine weitere Risikosteigerung um den Faktor 1,4 zu verzeichnen. Hypertoniker sind danach also knapp 2fach höher gefährdet als Normotoniker. Die Blutdruckwerte waren damit die Variable mit der fünftstärksten Aussagekraft bezüglich der Prädiktion des Myokardinfarktrisikos. An sechster Stelle folgt die Variable Zigarettenrauchen. Das Vorliegen dieses Merkmales bedingt eine rund 1,6fach höhere Myokardinfarktgefährdung gegenüber Nichtrauchern. Als siebte Variable ist der Plasmaglukosespiegel zu beachten: Plasmaglukosewerte über 120 mg/dl führen zu einem 1,7fach höheren Myokardinfarktrisiko gegenüber Personen mit Werten unterhalb dieser Grenze.

Die Einbeziehung der Variablen LDL-Cholesterin, familiäre Myokardinfarktdisposition, HDL-Cholesterin und Lebensalter in das multivariate logistische Regressionsmodell bedingt eine auf dem Niveau $p < 0,001$ signifikante Verbesserung der Risikoschätzung (Tabelle 12). Dagegen ist die in Abhängigkeit von Blutdruck, Zigarettenrauchen und Plasmaglukose erreichbare Modellverbesserung nur auf dem Niveau $p < 0,05$ signifikant (Tabelle 12).

Keinen signifikanten Beitrag zur Modellverbesserung leisten unter den von uns geprüften Variablen der Serumtriglyzeridspiegel (kategorisiert nach < 200, ≥ 200 mg/dl), der VLDL-Cholesterinspiegel (kategorisiert nach < 30, ≥ 30 mg/dl) sowie der Body Mass Index (kategorisiert nach < 30, ≥ 30 kg/m^2). Andererseits veränderte die zusätzliche Einbeziehung dieser drei Variablen in das Regressionsmodell die Ergebnisse für die zuvor genannten Kenngrößen nicht in nennenswerter Weise.

Weder in Abhängigkeit vom Serumtriglyzerid- noch vom VLDL-Spiegel konnte also eine signifikante Verbesserung der Risikoschätzung im multivariaten logistischen Regressionsmodells beobachtet werden, wobei das in Abhängigkeit vom Serumtriglyzeridspiegel gefundene Odds Ratio allerdings dem Signifikanzniveau nahekam (Odds Ratio 1,5, Konfidenzintervall 0,97 bis 2,29; $P = 0,07$). Das insgesamt schwache Abschneiden des Triglyzeridspiegels bzw. der VLDL-Cholesterinkonzentration, die nach univariaten Analysenergebnissen (Tabelle 11) an achter bzw. neunter Stelle in der Rangfolge der Risikoprädiktoren erwartet wurden, ist vermutlich durch die fehlende Kontinuität ihrer Beziehung zur Myokardinfarktinzidenz (siehe dazu Abschnitt 4.3.1) bedingt.

Die Parameter Gesamtcholesterin und Apoprotein B – nach univariaten Auswertungen an zweiter bzw. dritter Stelle in der Rangordnung der Prädiktoren des Myokardinfarktrisikos – erscheinen im multivariaten Endmodell nicht, da sie aus physiologischen Gründen mit dem LDL-Spiegel streng korreliert sind und somit keine LDL-unabhängige Beziehung zur Myokardinfarktinzidenz aufweisen. Sie tragen daher nicht zur Modellverbesserung im Sinne einer besseren Risikoprädiktion bei.

Anhand der in Tabelle 12 wiedergegebenen, aus dem multivariaten logistischen Regressionsmodell hervorgegangenen Koeffizienten kann für jedes Individuum, für das die Ausprägung der Variablen LDL-Cholesterin, familiäre Myokardinfarktdisposition, HDL-Cholesterin, Lebensalter, Blutdruck, Rauchgewohnheiten und Plasmaglukosespiegel bekannt ist, ein Risiko-Score errechnet werden, der die 5-Jahres-Wahrscheinlichkeit, pMI, für den Eintritt eines Myokardinfarkts wiedergibt. Durch Festlegung eines Grenz-Scores kann ein Untersuchter als Risikofall für Myokardinfarkt bzw. als diesbezüglich Ungefährdeter eingestuft werden. Geschieht dies im Sinne einer internen Validierung durch Anwendung des von uns ermittelten Endmodells der logistischen Regressionsanalyse (Tabelle 12) auf das GRIPS-Studienkollektiv ($n = 5239$), so ergibt sich die Möglichkeit, anhand der 1982 gemessenen Variablen Risikofälle und Ungefährdete zu definieren und den im Beobachtungszeitraum tatsächlich an Myokardinfarkt Erkrankten bzw. den tatsächlich Gesundgebliebenen gegenüberzustellen. Sensitivität und Spezifität der mit Hilfe des Regressionsmodells vorgenommenen Risikoschätzung in Abhängigkeit von der Festlegung des Grenz-Scores sind in Abb. 4 in Form einer ROC-Kurve dargestellt. Wird beispielsweise eine Myokardinfarktgefährdung ab einer Ereigniswahrscheinlichkeit pMI (= Risiko-Score) von 0,05 (entspricht einer 5-Jahres-Ereigniswahrscheinlichkeit von 5%) angenommen, so liegt die Sensitivität unseres Endmodells zur Risikoschätzung, bezogen auf später tatsächlich eingetretene Myokardinfarktereignisse bei 57%, die Spezifität bei 90%. Ein Grenz-Score von 0,025 (entspricht einer 5-Jahres-Ereigniswahrscheinlichkeit von 2,5%) ergibt dagegen eine Sensitivität von 72 und eine Spezifität von 82%. Ein Grenz-Score von 0,10 (entspricht einer 5-Jahres-Ereigniswahrscheinlichkeit von 10%) führt zu einer Sensitivität von 30% und einer Spezifität von 97% bei der Erkennung späterer Myokardinfarktfälle (Abb. 4).

Die Ergebnisse unserer noch nicht abgeschlossenen, multivariaten Analysen des Datensatzes aus GRIPS B stimmen in ihrer Kernaussage ausgezeichnet mit unabhängig von uns an dem gleichen Datenmaterial durchgeführten Untersuchungen der Arbeitsgruppe von T. Schäfer, Dornier GmbH, Friedrichshafen [44] sowie mit Befunden von R. Muche und O. Gefeller aus der Abteilung für medizinische Statistik an der Universität Göttingen [73] überein.

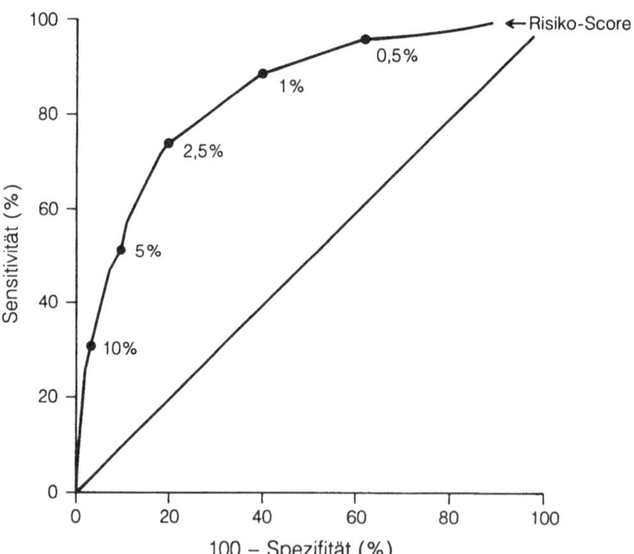

Abb. 4. ROC-Kurve zur Darstellung von Spezifität und Sensitivität bei der Beurteilung des 5-Jahres-Myokardinfarktrisikos auf der Basis des aus multivariaten logistischen Regressionsanalysen hervorgegangenen Endmodells (Tabelle 12) zur Schätzung der Wahrscheinlichkeit pMI für den Eintritt eines Myokardinfarktereignisses (Risikoschätzung; zur Berechnung von pMI siehe Abschnitt 4.4). Sensitivität und Spezifität variieren in Abhängigkeit von der Wahl des Grenzwertes für pMI, der die Risikofälle von den Normalpersonen trennt. Zur Veranschaulichung sind fünf Beispiele gegeben mit den folgenden Grenzwerten für pMI: 0,5%, 1%, 2,5%, 5% und 10%

4.5 Ergänzende, aus Kooperationen mit Dritten hervorgegangene Resultate über Mortalität und Koronarrisiko

4.5.1 Psychosozialer Streß und Koronarrisiko: Direkte und indirekte Einflüsse

Erste, noch präliminäre Befunde aus GRIPS-Teilprojekt B zur Rolle der psychosozialen Streßbelastung in der Entstehung koronarsklerotischer Folgeerkrankungen ergaben sich aus einer Zusammenarbeit mit der Arbeitsgruppe von Professor Dr. Johannes Siegrist, Direktor des Instituts für Medizinsoziologie der Universität Marburg.

Diese Arbeitsgruppe hatte einen Fragebogen zur Ermittlung der chronischen, psychosozialen Streßbelastung entwickelt, den sie sowohl in einer eigenen, 416 Teilnehmer umfassenden prospektiven Studie, als auch in GRIPS-Teilprojekt B einsetzte. Da der Fragebogen in GRIPS-Teilprojekt B allerdings in einer verkürzten, vereinfachten Fassung zur Anwendung kam, sind die hieraus abgeleiteten Daten weniger valide als jene, die aus der kleineren prospektiven Studie der Marburger Arbeitsgruppe hervorgegangen sind. Dennoch waren die Resultate weitgehend deckungsgleich. Es konnte gezeigt werden, daß chronische psychosoziale Streßbelastungen sowohl indirekte als auch direkte Einflüsse auf das Koronarrisiko nehmen können. Chronische psychosoziale Streßbelastung führte in beiden Prospektivstudien zu einer signifikant erhöhten Prävalenz atherogener Lipoproteinbefunde, insbesondere erhöhter LDL-Cholesterinspiegel und zum vermehrten Auftreten von Hypertonie. Somit beeinflußt die chronische psychosoziale Streßbelastung in ungünstiger Weise die Prävalenz zweier entscheidender, somatischer Risikofaktoren der Koronarsklerose [45–47]. Ergänzend konnte gezeigt werden, daß chronische psychosoziale Streßbelastung auch direkten Einfluß auf das Koronarrisiko nimmt und dementsprechend als eigenständiger koronarer Risikofaktor zu bewerten ist [47, 48]. Diese Befunde ergaben sich vor allem, wenn die psychosoziale Streßbelastung charakterisiert war durch das Zusammentreffen einer hohen Arbeitsbelastung (high work load) mit einem geringen persönlichen Einfluß auf die weitere Entwicklung des individuellen sozialen Status (low status control) bzw. mit dessen Gefährdung [45–48].

4.5.2 Vergleich der Prävalenz von Risikofaktoren und der Inzidenz atherosklerotischer Folgekrankheiten sowie der Gesamtmortalität im GRIPS-Studienkollektiv und in einer Gruppe gleichaltriger Männer aus Rotchina

Parallel zu GRIPS-Teilprojekt B wurde eine analoge, prospektive Inzidenzstudie an 40- bis 60jährigen männlichen Universitätsangehörigen in Rotchina (Universität von Wuhan) durchgeführt. Diese Wuhan-Studie war in gleicher Weise wie GRIPS-Teilprojekt B aufgebaut, darüber hinaus wurden auch die gleichen Laborverfahren mit gleicher Standardisierung wie in der Göttinger

Prospektivstudie eingesetzt. Die Wuhan-Studie wurde durchgeführt von der geomedizinischen Forschungsstelle der Universität Heidelberg unter Leitung von Professor Dr. Dr. Gotthard Schettler und Dr. Ralph Bernhardt [49, 50].

In der Ersterhebung wurden hier 2015 Männer der Altersgruppe 40 bis 60 Jahre erfaßt. Hinsichtlich der Prävalenz von Risikofaktoren der Atherosklerose zeigte diese Studiengruppe – abgesehen von dem Risikofaktor Zigarettenrauchen – ein wesentlich günstigeres Bild als das Studienkollektiv von GRIPS-Teilprojekt B [50]. So lag der Mittelwert für Gesamtcholesterin in der chinesischen Gruppe bei 155 mg/dl gegenüber 216 mg/dl im deutschen Studienkollektiv. Für LDL-Cholesterin fanden sich 95 gegenüber 144 mg/dl, für Triglyzeride 115 gegenüber 153 mg/dl, für VLDL-Cholesterin 11,0 gegenüber 23,4 mg/dl. Unter allen Lipid- und Lipoproteinparametern zeigte lediglich HDL-Cholesterin in beiden Studiengruppen vergleichbare Durchschnittswerte: 49,5 mg/dl in der Wuhan-Studie, 48,6 mg/dl in GRIPS-Teilprojekt B. Aber auch für Blutdruck, Blutglukose und relatives Körpergewicht fanden sich in der chinesischen Studiengruppe deutlich günstigere Werte als im deutschen Studienkollektiv: für den systolischen Blutdruck 121 gegenüber 131, für den diastolischen Blutdruck 78 gegenüber 86 mmHg; für die Blutglukose 87 gegenüber 102 mg/dl und für den Body Mass Index 22 gegenüber 26 kg/m². Vergleicht man die Prävalenz verschiedener Risikomerkmale im Kollektiv der Wuhan-Studie und in der Studiengruppe von GRIPS-Teilprojekt B, so ergibt sich wiederum eine für die Chinesen deutlich günstigere Bilanz: Hypertonie 22 vs. 49%; Hyperglykämie (>100 mg/dl) 10 vs. 40%; erhöhtes relatives Körpergewicht (Body Mass Index >25 kg/m²) 11 vs. 65%; Alkoholkonsum häufiger als einmal pro Woche 55 vs. 89%; Hypercholesterinämie (>245 mg/dl) 0,2 vs. 22%; Hypertriglyzeridämie (>200 mg/dl) 8 vs. 19%; LDL-Cholesterinerhöhung (>120 mg/dl) 13 vs. 76%; VLDL-Cholesterinerhöhung (>30 mg/dl) 3 vs. 23%; erhöhtes LDL/HDL-Cholesterinverhältnis (>3,5) 5 vs. 33%. Eine vergleichbare Prävalenz fand sich lediglich für den verminderten HDL-Cholesterinspiegel (<35 mg/dl) mit jeweils 12%. Höhere Prävalenzen in der chinesischen Studiengruppe zeigten nur die Risikofaktoren Zigarettenrauchen (71 vs. 37%) und geringe sportliche Freizeitaktivität, d.h. weniger als einmal pro Woche (79 vs. 61%).

Entsprechend dieser günstigen Risikofaktorbilanz zeigte die chinesische Studiengruppe in einer 5jährigen Beobachtungsphase erheblich geringere Inzidenzraten für koronare Manifestationsformen der Atherosklerose als das deutsche Studienkollektiv.

Tödliche und nicht-tödliche Myokardinfarkte sowie akuter Herztod erreichten in der chinesischen Studiengruppe zusammen eine Inzidenz von 3,7 Fällen pro 1000 Untersuchte in 5 Jahren gegenüber einer entsprechenden Inzidenz von 20,4 Fällen im deutschen Studienkollektiv. Die jährliche Koronarmortalität, umgerechnet auf 100000 Personen, lag bei 37 Fällen in der chinesischen gegenüber 111 Fällen in der deutschen Studiengruppe. Die Neuerkrankungsrate an koronarer Herzkrankheit ohne Myokardinfarkt betrug 8,6 (Wuhan) gegenüber 14,0 (GRIPS) Fällen pro 1000 Untersuchte in 5 Jahren. Auch bezüglich des Zielereignisses Schlaganfall (tödliche und nicht-tödliche Ereignisse) fand sich eine – allerdings vergleichsweise geringe Diskrepanz – zugunsten der Chinesen: 7,3 (Wuhan) gegenüber 9,5 (GRIPS) Fälle pro 1000 Untersuchte in 5 Jahren.

Dieses günstige Abschneiden hinsichtlich der Inzidenzrate atherosklerotischer Folgekrankheiten war angesichts der günstigen Risikofaktorbilanz im chinesischen Studienkollektiv nicht überraschend.

Bemerkenswert aber ist, daß die chinesische Studiengruppe auch hinsichtlich der Malignom- und Gesamtmortalität zumindest nicht ungünstiger als das deutsche Vergleichskollektiv abschnitt.

So betrug die auf 100 000 Personen hochgerechnete, jährliche Krebsmortalität 86 (Wuhan) gegenüber 140 (GRIPS) Fälle, die Gesamtmortalität lag bei 391 (Wuhan) gegenüber 492 (GRIPS) Fällen [50].

Die Daten aus Wuhan sind insoweit mit einer gewissen Einschränkung zu betrachten, als die Response-Rate nach 5jähriger Beobachtungsphase im Kollektiv der Wuhan-Studie nur bei etwa 80% lag, im GRIPS-Studienkollektiv dagegen bei über 95%. Diese relativ geringe Response-Rate im Rahmen der Wuhan-Studie erhöht natürlich die Gefahr für Bias-Phänomene und eine entsprechende Beeinflussung der Studienresultate. Dennoch sprechen die Befunde dafür, daß die Lebensführung bei rotchinesischen Männern eine erheblich geringere Belastung mit Risikofaktoren der Atherosklerose bedingt und daß dieser Tatbestand mit einer deutlich geringeren Morbidität und Mortalität an Koronarerkrankungen einhergeht, ohne zu einer ungünstigeren Malignom- und Gesamtmortalität zu führen.

4.6 Myokardinfarktrezidive: Inzidenzen in Abhängigkeit von den Prüfvariablen

Es existieren bisher nur wenige epidemiologische Daten, anhand derer zu beurteilen ist, inwieweit die für koronargesunde Personen wesentlichen Determinanten des Koronarrisikos (Fettstoffwechselstörungen, Hypertonie, Zigarettenrauchen, familiäre Myokardinfarktdisposition und Hyperglykämie) auch geeignet sind, die Gefahr eines Re-Infarkt-Ereignisses bei bereits koronarkranken Personen zu prognostizieren, welche diagnostische Bedeutung ihnen also im Rahmen der Sekundärprävention der Koronarsklerose zukommt. Um die prognostische Wertigkeit potentieller Risikomerkmale bezüglich des Risikos für Myokardinfarktrezidive bei bereits koronarkranken Personen epidemiologisch zu untersuchen, wurden im Rahmen des prospektiven Teilprojekts B der Göttinger Risiko-, Inzidenz- und Prävalenzstudie (GRIPS) neben rund 6000 zu Studienbeginn (1982) koronargesunden Personen (siehe Abschnitte 2.2, 4.1–4.5) auch 49 Studienteilnehmer mit bereits vor 1982 durchgemachtem Myokardinfarkt einbezogen und wie das Hauptkollektiv über 5 Jahre (Januar 1982 bis Dezember 1986) weiter beobachtet [72]. Unter diesen 49 Postinfarktpatienten erlitten im genannten Beobachtungszeitraum 22 einen Rezidivinfarkt (davon 5 tödlich). Die übrigen 27 Postinfarktpatienten blieben im Beobachtungszeitraum von weiteren Infarktereignissen verschont. Durch den Vergleich zwischen der Rezidivgruppe und dem rezidivfreien Kollektiv bezüglich Prävalenz und Ausprägung potentieller Risikofaktoren ergab sich die Möglichkeit herauszuarbeiten, welche Risikomerkmale bei Postinfarktpatienten zur Prädiktion des Rezidivrisikos besonders geeignet sind.

Die Ergebnisse dieses Vergleichs (Tabelle 13 a, b) zeigen, daß auch bei bereits Koronarkranken LDL-Cholesterin (gefolgt von den streng LDL-abhängigen Variablen Apoprotein B und Gesamtcholesterin), die höchste Prädiktionskraft bei der Vorhersage von Myokardinfarktereignissen (hier Rezidiven) aufweist. Dabei wird deutlich, daß bereits ein Überschreiten von 150 mg/dl LDL-Cholesterin bei Postinfarktpatienten eine erhebliche Steigerung des Rezidivrisikos bedeutet (Tabelle 13 a). LDL-Cholesterinwerte über 190 mg/dl, die bei Gefäßgesunden ein erhebliches Myokardinfarkt-Risiko bedeuten (siehe Abschnitt 4.3.1 und 4.4) fanden wir unter den 49 Postinfarktpatienten unserer Studie nur in 5 Fällen. Diese 5 Personen erlitten ausnahmslos im 5jährigen Beobachtungszeitraum der Studie ein Myokardinfarktrezidiv, so daß LDL-Cholesterinwerte oberhalb der genannten Grenze in der sekundären Prävention von Koronarsklerose und Myokardinfarkt als prognostisch äußerst ungünstig zu bewerten sind.

Die übrigen Fettstoffwechselvariablen (Triglyzeride, VLDL-Cholesterin, HDL-Cholesterin, Apoprotein A 1) erwiesen sich dagegen in der Prädiktion von Myokardinfarktrezidiven als unbedeutend (Tabelle 13 a). Unter den nicht zum Fettstoffwechsel zählenden Merkmalen waren grenzwertige oder eindeutige Hypertonie (nach WHO-Kriterien), Hyperglykämie und Zigarettenrauchen bedeutsame Prädiktoren des Risikos für Myokardinfarktrezidive (Tabelle 13 a).

Zusammenfassend waren anhand der aus GRIPS hervorgegangenen Daten über Zusammenhänge zwischen den Prüfvariablen und der Häufigkeit von Myokardinfarktrezidiven folgende 4 Merkmale als prognostisch ungünstig bezüglich des Rezidivrisikos zu werten (Apo B und Gesamtcholesterin sind wegen ihrer starken Abhängigkeit vom LDL-Spiegel und wegen ihres daher fehlenden, eigenständigen Beitrags zur Risikoprädiktion in der nachfolgenden Aufstellung nicht berücksichtigt):

- LDL-Cholesterinwerte ab 150 mg/dl,
- Grenzwertige oder eindeutige Hypertonie nach WHO-Definition,
- Hyperglykämie (Plasmaglukose über 120 mg/dl),
- Zigarettenrauchen.

Postinfarktpatienten, die zu Studienbeginn (1982) einen der vier vorgenannten Risikofaktoren aufwiesen, erlitten im nachfolgenden, 5jährigen Beobachtungszeitraum in 55% der Fälle ein Myokardinfarktrezidiv. Bei Belastung mit zwei der vorgenannten Risikofaktoren betrug die Rezidivrate 66%, ab drei

Tabelle 13 a. Inzidenzen von Myokardinfarktrezidiven bei 49 Postinfarktpatienten (d. h. Studienteilnehmern, die bereits zum Zeitpunkt der Erstuntersuchung einen Myokardinfarkt durchgemacht hatten), in Abhängigkeit von verschiedenen Risikomerkmalen (RM) ($N = 49$; Rezidive $= 22$; mittlere Rezidiv Inzidenz $= 45\%$)

Risikomerkmal	(n-RM +)[a]	... RM + %[b]	...RM − %[c]	Rel. Risiko[d] RM + /RM −
HDL-Chol < 35 mg/dl	(8)	38%	46%	0,8 n.s.
BMI ≥ 30 kg/m^2	(8)	62%	41%	1,5 n.s.
Triglyzeride ≥ 200 mg/dl	(10)	60%	41%	1,5 n.s.
Alkohol, regelmäßig	(21)	57%	36%	1,6 n.s.
Hypertonie ($\geq 160/95$)	(7)	71%	40%	1,8 *
Zigarettenrauchen	(15)	67%	35%	1,9 *
Hyperglykämie (≥ 120 mg/dl)	(15)	67%	35%	1,9 *
LDL-Chol. ≥ 150 mg/dl	(23)	61%	30%	2,0 *

[a] Anzahl von Trägern des jeweiligen Risikomerkmals in der Gruppe der hier untersuchten Postinfarktpatienten.
[b] Rezidivinzidenz bei Trägern des jeweiligen Risikomerkmals.
[c] Rezidivinzidenz bei Nichtträgern des jeweiligen Risikomerkmals.
[d] Relatives Rezidivrisiko von Trägern gegenüber Nichtträgern des jeweiligen Risikomerkmals.
n.s., $P \geq 0,05$ nicht signifikant; *, $P < 0,05$.

Tabelle 13 b. Myokardinfarktinzidenz (Rezidivereignisse) bei 49 Postinfarktpatienten (Studienteilnehmer, die bereits zum Zeitpunkt der Erstuntersuchung einen Myokardinfarkt durchgemacht hatten) in Abhängigkeit von der Anzahl vorhandener Risikomerkmale (RM). Als Risikomerkmale wurden dabei berücksichtigt: LDL-Cholesterin ≥ 150 mg/dl, grenzwertige oder eindeutige Hypertonie nach WHO-Definition, Zigarettenrauchen, Hyperglykämie ≥ 120 mg/dl

Anzahl RM	N	Rezidive (%)
0	9	0 (!)
1	19	55
2	16	66
≥ 3	5	80
Gesamt	49	45

Risikofaktoren 80%. Alle neun Postinfarktpatienten, die 1982 frei von den vier obengenannten Risikomerkmalen gewesen waren, blieben im Beobachtungszeitraum rezidivfrei (Tabelle 13 b).

5 Interpretation und Bewertung der aus GRIPS-Teilprojekt B hervorgegangenen Befunde; Schlußfolgerungen

5.1 Einfluß von Lebensgewohnheiten auf den Lipoproteinbefund

Die in Abschnitt 3 dargestellten Resultate über Zusammenhänge zwischen Lebensgewohnheiten und Lipoproteinbefund zeigen, daß bestimmte Lebensgewohnheiten durchaus relevante Ansatzpunkte zur Korrektur atherogener Lipoproteinbefunde darstellen können. Insbesondere muß die Reduktion eines erhöhten Körpergewichts als Grundvoraussetzung zur Behandlung jeglicher Hyper- oder Dyslipoproteinämie bewertet werden. Grundsätzlich können günstige Einflüsse auf den Lipoproteinbefund auch von der Einstellung des Zigarettenrauchens sowie von gesteigerter sportlicher Freizeitaktivität erhofft werden. Der zu erwartende therapeutische Effekt in der Behandlung atherogener Lipoproteinmuster erscheint jedoch im Vergleich mit einer Gewichtsreduktion nur gering. Einer Beeinflussung der beiden letztgenannten Lebensgewohnheiten kann in der Behandlung atherogener Fettstoffwechselbefunde somit allenfalls unterstützende Bedeutung zukommen. Als alleiniges Therapieprinzip dürften sie in der Regel nicht ausreichend sein. Die häufig postulierten, ungünstigen Auswirkungen des Alkoholkonsums auf das Lipoproteinmuster konnten statistisch in unserer Studie nicht gesichert werden. Es steht außer Frage, daß Einzelfälle auf Alkoholkonsum mit einer extremen Entgleisung der Spiegel triglyzeridreicher Lipoproteine (VLDL, Chylomikronen, Remnants) reagieren können. Bei der Mehrheit der von uns untersuchten Personen waren die Auswirkungen des Alkoholkonsums auf die Spiegel triglyzeridreicher Lipoproteine dagegen offenbar unerheblich und ohne praktische Relevanz. Vielmehr ergaben sich unter Alkoholkonsum sogar signifikant günstige Einflüsse auf LDL- und HDL-Cholesterinspiegel (Abfall der atherogenen LDL-, Anstieg der protektiven HDL-Fraktion). Selbstverständlich kann hieraus wegen des Suchtpotentials keine therapeutische Wirkung des Alkohols bei der Behandlung atherogener Lipoproteinmuster abgeleitet werden. Andererseits erscheint es aber auch nicht sinnvoll, Alkoholkarenz bei Fettstoffwechselstörungen undifferenziert als notwendige, therapeutische Maßnahme zu empfehlen. Dieses erscheint lediglich bei triglyzeridreichen Fettstoffwechselstörungen geboten, nicht aber bei Hyper- und Dyslipoproteinämien, die durch LDL-Vermehrung, HDL-Mangel bzw. ungünstige LDL/HDL-Relation charakterisiert sind.

In jedem Fall zeigen die in GRIPS-Teilprojekt B herausgearbeiteten Befunde über Zusammenhänge zwischen Lebensgewohnheiten und Lipoproteinbefund, daß die Normalisierung eines erhöhten Körpergewichts einen entscheidenden Ansatzpunkt in der Therapie von Hyper- und Dyslipoproteinämien darstellt und in nicht wenigen Fällen bereits allein ausreichende Therapieerfolge herbeiführen dürfte. Ehe spezifischere Maßnahmen (Diät, Medikamente) ergriffen werden, die für den Patienten zumindest eine Belastung, unter Umständen sogar ein Therapierisiko bedeuten, sollte also zwingend eine gewichtsreduzierende Beeinflussung der Lebensführung vorgenommen werden, sofern nicht bereits Idealgewicht besteht.

5.2 Zusammenhang zwischen Prüfvariablen und Gesamtmortalität

Aus Abschnitt 4.2 geht hervor, daß unter den geprüften Basisvariablen vor allem die folgenden vier in signifikant positiver Assoziation zur Gesamtmortalität stehen: Blutdruckwerte, anamnestische Angaben zu den Rauchgewohnheiten, familiäre Myokardinfarktdisposition sowie LDL-Cholesterin.

Die besonders strenge Assoziation zwischen den Variablen Blutdruck bzw. Rauchgewohnheiten und der Gesamtmortalität dürfte sich aus der Tatsache ergeben, daß beide mit allen Folgekrankheiten der Atherosklerose in positiver Beziehung stehen und daß im Falle der Rauchgewohnheiten darüber hinaus eine signifikante Assoziation auch zur anderen großen Gruppe von Todesursachen, den Malignomen, besteht. Dagegen finden sich für LDL-Cholesterin und die mit ihm aus physiologischen Gründen streng assoziierten Variablen Gesamtcholesterin, Apoprotein B, LDL/HDL-Cholesterin und Apo B/Apo A-I strenge und eindeutige Zusammenhänge nur zur koronaren Manifestationsform der Atherosklerose und damit nur zu einer Gruppe von Todesursachen, zu den tödlichen koronaren Akutereignissen. Dies schlägt sich in einer, verglichen mit Blutdruckwerten und Raucheranamnese, relativ geringen Assoziation dieser Fettstoffwechselvariablen zur Gesamtmortalität nieder.

Wichtig ist, hervorzuheben, daß eine inverse Assoziation zwischen Gesamt- oder LDL-Cholesterinspiegel und Gesamtmortalität nicht beobachtet wird, dies gilt auch für den tiefen Wertebereich.

Stratifiziert man die Studiengruppe nach Gesamtcholesterin- bzw. LDL-Cholesterinwerten, so weist das Teilkollektiv mit den niedrigsten Serumkonzentrationen (Cholesterin < 200, LDL-Cholesterin < 120 mg/dl) die bei weitem geringsten Mortalitätsraten nicht nur für koronare Ereignisse, sondern auch für Malignome und für die Gesamtheit aller Todesursachen auf. In diesem Zusammenhang ist auch auf den in Abschnitt 4.5.2 dargestellten Vergleich der Studienteilnehmer von GRIPS-Teilprojekt B mit einer alters- und geschlechtsentsprechenden Studiengruppe rotchinesischer Männer zu verweisen. Die Chinesen zeigten Gesamtcholesterin- und LDL-Cholesterinspiegel, die, bezogen auf westeuropäische Verhältnisse, als subnormal betrachtet werden müssen (Gesamtcholesterin im Mittel 155, LDL-Cholesterin durchschnittlich 95 mg/dl) und verbanden dies nicht nur mit einer extrem geringen Koronarmortalität, sondern auch mit einer gegenüber der deutschen Studiengruppe reduzierten Malignom- und Gesamtmortalität.

In ihrer Gesamtheit sprechen diese Befunde dafür, daß die in manchen epidemiologischen Studien beobachtete inverse Assoziation zwischen Gesamt- oder LDL-Cholesterinspiegel und Malignomrisiko [57] kaum kausaler Natur sein kann [58, 59]. Insbesondere belegen die Daten, daß Gesamtcholesterinwerte unter 200 mg/dl keineswegs als unphysiologisch angesehen werden können.

5.3 Risikofaktorprofile verschiedener atherosklerotischer Folgekrankheiten im Vergleich

Die bisher vorliegenden, in Abschnitt 4.3 und 4.4 dargestellten prospektiven Daten aus GRIPS-Teilprojekt B zeigen, daß das Spektrum der relevanten Risikoprädiktoren je nach atherosklerotischem Zielereignis deutlich differiert. Während für die koronare Manifestationsform der Atherosklerose eindeutig bestimmte Fettstoffwechselkomponenten im Vordergrund stehen (vor allem LDL-Cholesterin, gefolgt von Gesamtcholesterin und Apoprotein B, daneben aber auch Triglyzeride, VLDL-Cholesterin und – als inverse Prädiktoren – HDL-Cholesterin und Apoprotein A-I), kommt die entsprechende Rolle in bezug auf periphere und cerebrale Erscheinungsformen der Atherosklerose vor allem den Blutdruckwerten, daneben aber auch dem Blutglukosespiegel und der Raucheranamnese zu (Tabelle 11).

Die verschiedenen Fettstoffwechselvariablen sind, bezogen auf die zuletzt genannten Zielereignisse, völlig ohne (Schlaganfall) oder aber von lediglich untergeordneter Bedeutung (PAVK) als Risikoprädiktoren. Diese Beobachtungen zeigen, daß Präventionsstrategien zur Verhütung der Atherosklerose spezifisch für die einzelnen Zielereignisse definiert und festgelegt werden müssen und daß Pauschalempfehlungen, die alle atherosklerotischen Folgekrankheiten erfassen, nicht möglich sind.

Bezüglich der häufigsten Lokalisationsform der Atherosklerose, jener an den Koronararterien, ergibt sich aus den GRIPS-Daten (Abschnitt 4.3 und 4.4) eindeutig, daß unter allen geprüften Parametern dem LDL-Cholesterin die Rolle des aussagefähigsten Prädiktors für das Koronarrisiko zukommt. Ungeachtet dieser Sonderstellung des LDL-Cholesterin zeigen die aus GRIPS hervorgegangenen Befunde aber auch, daß weitere potentielle Risikofaktoren daneben eine eigenständige Assoziation zur Inzidenz von Koronarerkrankungen behalten und einen eigenständigen Beitrag zur Prädiktion des Koronarrisikos leisten können. Bei diesen zusätzlich relevanten Variablen handelt es sich um die Familienanamnese bezüglich frühzeitiger Myokardinfarktereignisse (familiäre Myokardinfarktdisposition), die Blutdruckparameter, die Raucheranamnese und den Blutglukosespiegel sowie – aus dem Fettstoffwechselbereich – um die Serumkonzentrationen der Triglyzeride, des VLDL- und des HDL-Cholesterin. Insbesondere wurde deutlich, daß die atherogene Wirkung des LDL-Cholesterin durch zusätzliches Vorhandensein der anderen genannten Risikofaktoren wesentlich verstärkt wird. So war beispielsweise das Myokardinfarktrisiko bei Personen mit LDL-Cholesterinspiegeln im mittleren Bereich (150 bis 189 mg/dl) und zusätzlicher Belastung mit einem der obengenannten, weiteren Risikofaktoren ebenso hoch wie bei Personen mit eindeutig erhöhten LDL-Cholesterinspiegeln ($\geq$ 190 mg/dl) und fehlender zusätzlicher Koronarbelastung. Demgegenüber zeigen die Ergebnisse aus GRIPS-Teilprojekt B, daß LDL-Cholesterinwerte unter 150 mg/dl einen relativ günstigen Wert darstellen, der lediglich bei ausgeprägter zusätzlicher Koronarbelastung ein näherungsweise dem Gruppendurchschnitt entsprechendes Koronarrisiko bedingt, während LDL-Cholesterinwerte unter 120 mg/dl einen Idealbereich darzustellen scheinen, der die Myokardinfarkt- und Koronargefährdung auf ein Minimum reduziert.

Hinsichtlich der obengenannten zusätzlich neben LDL-Cholesterin zu berücksichtigenden Prädiktoren des Myokardinfarktrisikos (familiäre Myokardinfarktdisposition, Blutdruckparameter, Raucheranamnese, Blutglukosespiegel, HDL-Cholesterin, VLDL-Cholesterin, Triglyzeride) sei noch erwähnt, daß die beiden letztgenannten nach den Ergebnissen der multivariaten logistischen Regressionsanalyse keinen eigenständigen, signifikanten Beitrag zur Risikoprädiktion leisten. Dieses ergibt sich aus ihrer besonderen, nicht kontinuierlichen Assoziation zum Myokardinfarktrisiko (siehe Abschnitt 4.3.1.4 und 4.3.1.5). Dennoch erscheinen sie gerade aufgrund des stufenweisen Risikoanstiegs, der sich bei Überschreiten eines Triglyzeridwertes von 200 und eines VLDL-Cholesterinwertes von 30 mg/dl ergibt, von praktischem Interesse und sollten daher präventiv-medizinische Beachtung finden.

Weitere Schlußfolgerungen, die sich aus den Zusammenhängen zwischen den Prüfvariablen und dem Myokardinfarktrisiko ergeben, sind in Abschnitt 6 dieses Berichts in ein diagnostisches Konzept zur Erkennung Koronargefährdeter umgesetzt und ausführlich diskutiert.

5.4 Risikoprädiktoren für Rezidivereignisse bei Patienten mit durchgemachtem Myokardinfarkt

Nach den in Abschnitt 4.6 dargestellten Resultaten über Zusammenhänge zwischen den Prüfvariablen und der Inzidenz von Rezidivereignissen bei Personen mit bereits vor Studienbeginn (1982) durchgemachtem Myokardinfarkt ($n = 49$) können folgende Merkmale als relevante Risikofaktoren für Myokardinfarktrezidive bewertet werden:

a) **LDL-Cholesterinwerte ab 150 mg/dl.** Postinfarktpatienten mit LDL-Cholesterinwerten oberhalb dieser Grenze hatten gegenüber solchen mit Werten unter 150 mg/dl ein signifikant erhöhtes Rezidivrisiko. Eine Einstellung des LDL-Cholesterinspiegels auf unter 150 mg/dl ist daher bei Postinfarktpatienten als Minimalziel unbedingt zu empfehlen.

> Ergänzend sollten aber Ergebnisse sekundärer Interventionsstudien [54] berücksichtigt werden, nach denen offenbar erst LDL-Cholesterinwerte unter 120 oder sogar unter 100 mg/dl eine Möglichkeit zur Regression bereits vorhandener koronarsklerotischer Veränderungen eröffnen und daher als optimales und eigentliches Therapieziel für bereits Koronarkranke einzustufen sind [55].

b) **Grenzwertige oder eindeutige Hypertonie** nach WHO-Definition (systolische Werte ab 140 bzw. 160 mmHg, diastolische Werte ab 90 bzw. 95 mmHg).

c) **Hyperglykämie** (Plasmaglukosespiegel ab 120 mg/dl).

d) **Zigarettenrauchen.**

Bezogen auf die in GRIPS-Teilprojekt B einbezogenen Personen, die bereits zu Studienbeginn als Postinfarktpatienten einzustufen waren, gewährleistete das Fehlen aller obengenannten Risikofaktoren völlige Rezidivfreiheit während des bisherigen 5jährigen Beobachtungszeitraums (1982 bis 1986). Dagegen erlitten Postinfarktpatienten, die zum Zeitpunkt der Ersterhebung mit mindestens einem der vorgenannten Risikofaktoren belastet waren, in 55% der Fälle ein Rezidivereignis. Bei zwei Risikofaktoren betrug die Rezidivrate 66%, ab drei Risikofaktoren 80%.

> Die Beseitigung der vier genannten Hauptrisikomerkmale für Rezidivereignisse bei Postinfarktpatienten muß somit als eine entscheidende Maßnahme in der Sekundärprävention von Myokardinfarkt und Koronarsklerose gesehen werden.

6 Entwicklung eines diagnostischen Konzeptes zur Erkennung von Personen mit erhöhtem Koronarrisiko

Die aus GRIPS-Teilprojekt B hervorgegangenen Befunde zur Prädiktionskraft verschiedener Prüfvariablen bei der Vorhersage des Risikos atherosklerotischer Folgekrankheiten scheinen bezüglich der koronaren Manifestationsformen der Atherosklerose (koronare Herzkrankheit und vor allem Myokardinfarkt) aufgrund der relativ hohen Inzidenzzahlen dieser Krankheiten im Studienkollektiv besonders valide. Sie ergeben daher die Möglichkeit entsprechend der Zielsetzung des Vorhabens ein diagnostisches Konzept zur Früherkennung Koronargefährdeter zu entwickeln, welches möglichst alle für atherosklerotische Koronarerkrankungen bislang als relevant erkannten Risikofaktoren einschließt. Hinsichtlich anderer Manifestationsformen der Atherosklerose (Schlaganfall, periphere arterielle Verschlußkrankheit) scheinen die Inzidenzzahlen in GRIPS-Teilprojekt B bislang für die Verwirklichung einer solchen Früherkennungsstrategie nicht ausreichend. Dieses soll daher späteren Auswertungen, die auf einer dritten Nachbefragungsaktion zur Erfassung von Krankheitsinzidenzen und Todesursachen nach einem insgesamt 9jährigen Beobachtungszeitraum basieren werden, vorbehalten bleiben. Dagegen soll im folgenden versucht werden, ein Strategiekonzept zur Früherkennung Koronargefährdeter zu entwickeln, welches vor allem auf Befunden von GRIPS-Teilprojekt B aufbaut, daneben aber auch die Ergebnisse anderer epidemiologischer Studien sowie pathophysiologischer Beobachtungen berücksichtigt.

6.1 Aussage der aus GRIPS-Teilprojekt B hervorgegangenen Befunde

Aus den in den Abschnitten 4.3 und 4.4 dargestellten, in Abschnitt 5.3 erörterten Daten aus GRIPS-Teilprojekt B über Zusammenhänge zwischen den Prüfvariablen und der Inzidenz atherosklerotischer Koronarerkrankungen ergibt sich eindeutig, daß in dem geplanten diagnostischen Konzept zur Früherkennung Koronargefährdeter der LDL-Cholesterinspiegel als stärkster Prädiktor des Myokardinfarktrisikos in den Mittelpunkt zu stellen ist, daß daneben aber noch weitere, als relevant erkannte Risikomerkmale in angemessener Weise zusätzlich einzubeziehen sind.

Dies bedeutet vor allem, daß der LDL-Cholesterinspiegel in seiner prognostischen Bedeutung unterschiedlich einzuschätzen ist, je nachdem, ob im Einzelfall eine zusätzliche Koronarbelastung mit mindestens einem weiteren, als relevant erkannten koronaren Risikofaktor besteht oder nicht.

Die in diesem Zusammenhang relevanten zusätzlichen Risikofaktoren sind gemäß den Abschnitten 4.3 und 4.4 sowie 5.3: familiäre Myokardinfarktdisposition, HDL-Verminderung, Hypertonie, Zigarettenrauchen, Hyperglykämie und Triglyzerid- bzw. VLDL-Vermehrung.

6.2 Einbeziehung ergänzender epidemiologischer und pathophysiologischer Befunde

Nach den Ergebnissen anderer epidemiologischer sowie pathophysiologischer Studien ist anzunehmen, daß neben den in GRIPS-Teilprojekt B bisher erfaßten und hinsichtlich ihrer Assoziation zum Myokardinfarktrisiko in den Abschnitten 4.3 und 4.4 ausführlich dargestellten Parametern noch einige weitere Komponenten, darunter insbesondere auch Komponenten des Fettstoffwechsels, in ein diagnostisches Schema zur Früherkennung koronargefährdeter Personen einbezogen werden sollten. In diesem Zusammenhang ist vor allem zu berücksichtigen, daß neben den regulären Lipoproteinfraktionen des Plasmas (LDL, VLDL, HDL und Chylomikronen) nach pathophysiologischen Gesichtspunkten auch deren Metaboliten in Wechselwirkung mit der Gefäßwand treten und atherogene Einflüsse entfalten können. Derartige Lipoproteinmetaboliten sind aufgrund kurzer Halbwertszeiten unter normalen Bedingungen im Plasma nicht nachweisbar, sie können sich dort jedoch unter pathologischen Umständen anreichern und klinische Relevanz erlangen. Zu berücksichtigen sind in diesem Zusammenhang intermediäre Lipoproteine und Beta-VLDL, d.h. Metaboliten der VLDL, sowie Chylomikronenremnants, d.h. Abbauprodukte der Chylomikronen [8, 51]. So konnte von Mitgliedern unserer Arbeitsgruppe gezeigt werden, daß postprandial auftretende Chylomikronenmetaboliten unter ungünstigen Umständen eine erhebliche atherogene Wirkung zu entfalten scheinen [51]. Darüber hinaus ist zu berücksichtigen, daß mit dem abnormen Lipoprotein Lp(a) eine weitere Lipoproteinkomponente in zunehmendem Maße als atherogene Noxe diskutiert wird [52]. Dieses Lipoprotein, welches sich nur bei etwa 40% unserer Bevölkerung in meßbaren Konzentrationen im Plasma findet, ist von der Struktur her ein LDL-ähnliches Partikel, welches über Di-Sulfidbrücken mit einer zusätzlichen Eiweißkomponente, dem Apo(a) verknüpft ist [52]. Es weist einen vom Stoffwechsel der LDL deutlich abweichenden Metabolismus auf und gilt nach präliminären, epidemiologischen Daten ab Plasmakonzentrationen von 30 mg/dl als atherogen. Allerdings scheint sich eine eigenständige atherogene Wirkung nur dann entfalten zu können, wenn der LDL-Spiegel zumindest im mittleren Wertebe-

reich liegt. Bei Personen mit eindeutig normalen LDL-Cholesterinkonzentrationen im Bereich unter 150 mg/dl konnte eine atherogene Wirkung des
Lp(a) nicht belegt werden [52, 53].

Komplementäre Befunde zu den aus GRIPS-Teilprojekt B hervorgegangen, in den Abschnitten 4.3 und 4.4 dargestellten Daten ergeben sich außerdem
aus sekundären Interventionsstudien [54, 55], nach denen ein Absenken des
LDL-Cholesterin auf Werte um 100 mg/dl zum Stillstand und sogar zur Regression bereits vorhandener, koronarsklerotischer Veränderungen führen kann.

6.3 Diagnostisches Konzept zur Früherkennung Koronargefährdeter

In erster Linie aufbauend auf den aus GRIPS-Teilprojekt B hervorgegangenen
epidemiologischen Daten, aber auch unter zusätzlicher Berücksichtigung von
Ergebnissen sekundärer Interventionsstudien [54, 55] sowie von pathophysiologischen und präliminären epidemiologischen Daten über die Rolle von Lipoproteinmetaboliten und LP(a) in der Atherogenese [8, 51, 52] wurde folgende
diagnostische Strategie zur Erkennung von Personen mit prognostisch ungünstigem, atherogenem Fettstoffwechselbefund und dementsprechend erhöhtem
Koronarrisiko entwickelt (Abb. 5a, b; Tabelle 14).

Tabelle 14. Diagnostische Strategie zur Erkennung von Personen mit atherogenen Fettstoff-
wechselbefunden. Definition atherogener Lipoproteinbefunde in Abhängigkeit vom Koronarstatus des Patienten und in Abhängigkeit von seiner Belastung mit allgemeinen koronaren
Risikofaktoren (Hypertonie, Diabetes mellitus, Zigarettenrauchen, familiäre Myokardinfarktdisposition). Siehe dazu auch Abb. 5a, b

Definition atherogener Lipoproteinbefunde	
1. LDL-Cholesterin-Erhöhung	LDL-Chol. ≥ 190 mg/dl
2. Relative LDL-Chol. Erhöhung	
a. bei Vorliegen allg. koronarer Risikofaktoren[a]	LDL-Chol. ≥ 150 mg/dl
b. bei HDL-Chol.-Verminderung oder Lp(a)-Vermehrung	LDL-Chol. ≥ 150 mg/dl
(siehe 3. und 7.)	
c. bei manifester KHK	LDL-Chol. ≥ 120 mg/dl
3. HDL-Chol.-Verminderung[b]	HDL-Chol. < 35 mg/dl
	bzw. LDL/HDL-Chol. > 4
4. VLDL-Cholesterin-Erhöhung	VLDL-Chol. ≥ 30 mg/dl
5. Persistieren von Chylomikronen u. Remnants im Nüchternstadium	Chylo, Rem. pos.
6. Nachweis intermediärer Lipoproteine (abnorm cholesterinreiche VLDL, β-VLDL)	intermed. Lp pos.
7. Lp(a)-Vermehrung[b]	Lp(a) ≥ 30 mg/dl

[a] Familiäre Myokardinfarkt-Disposition, Hypertonie, Zigarettenrauchen, Diabetes mellitus.
[b] Nur in Verbindung mit LDL-Cholesterinwerten ≥ 150 mg/dl von Relevanz (siehe 2b).

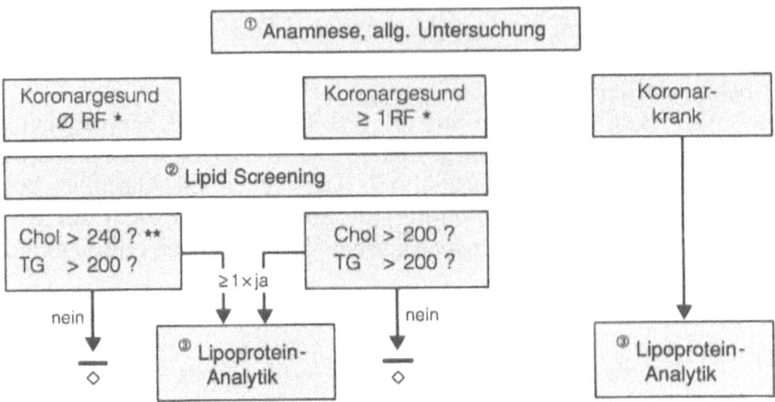

Abb. 5a. Diagnostische Strategie zur Erkennung von Personen mit atherogenen Fettstoff-wechselbefunden. Teil 1: Aufbau des Untersuchungsprogramms. * Familiäre Myokard-infarktdisposition, Hypertonie, Zigarettenrauchen, Diabetes mellitus; ** alle Konzentra-tionsangaben in mg/dl. ◇ = Normalbefund

6.3.1 Allgemeine Untersuchung (Abb. 5a)

Die präventivmedizinische Diagnostik beginnt mit einer allgemeinen, klini-schen Untersuchung einschließlich Erhebung von Anamnese und Familien-anamnese. Ziel dieser Phase der Untersuchung ist die Beurteilung des Koro-narstatus sowie die Feststellung der Belastung des Patienten mit allgemeinen, d. h. nicht zum Fettstoffwechsel rechnenden, koronaren Risikofaktoren (fami-liäre Myokardinfarktdisposition, Hypertonie, Zigarettenrauchen, Diabetes mellitus).

Anhand des Ergebnisses dieses ersten Teils der Untersuchung wird der Patient in Abhängigkeit von seinem Koronarstatus und der allgemeinen Risi-kofaktorbelastung einer der drei nachfolgenden Gruppen zugeordnet:

– Koronargesunde ohne allgemeine Risikofaktoren,
– Koronargesunde mit mindestens einem allgemeinen Risikofaktor,
– Koronarkranke.

6.3.2 Lipidscreening (Abb. 5a)

Es folgt als unterste Stufe der Fettstoffwechseldiagnostik das Lipidscreen-ing, bestehend aus Cholesterin- und Triglyzeridmessung. Ziel dieser Phase der Untersuchung ist es, festzustellen, ob Lipidspiegel vorliegen, die so eindeutig normal sind, daß ein für die jeweilige Patientengruppe pathologi-scher Lipoproteinbefund mit höchster Sicherheit ausgeschlossen werden kann.

Für Koronargesunde ohne allgemeine Risikofaktoren ist dieses gewährleistet, wenn die Cholesterinwerte <240 mg/dl, die Triglyzeridspiegel <200 mg/dl liegen. Für Koronargesunde mit allgemeinen Risikofaktoren, deren Fettstoffwechselbefund strenger zu bewerten ist, besteht eine günstige Lipidsituation dagegen nur bei Cholesterinwerten <200 mg/dl und Triglyzeridwerten <200 mg/dl.

Ist eine nach diesen Kriterien günstige Lipidkonstellation gegeben, erübrigt sich die weiterführende Analytik, es kann von einem normalen Fettstoffwechselbefund ausgegangen werden. Wird dagegen eine der genannten Entscheidungsgrenzen überschritten, besteht der Verdacht auf das Vorliegen eines prognostisch ungünstigen, atherogenen Lipoproteinmusters. Eine weiterführende Lipoproteinanalytik ist zum Ausschluß bzw. zur Sicherung dieser Verdachtsdiagnose indiziert.

Bei Koronarkranken ergibt sich eine besondere Situation. Hier ist eine möglichst präzise Ermittlung der vom Fettstoffwechsel ausgehenden Gefäßbelastung im Sinne einer wirksamen Sekundärprävention der Gefäßkrankheit wichtig. Hier ist daher von vornherein, unabhängig vom Ergebnis der Lipidquantifizierung eine Lipoproteinanalytik indiziert.

Es ist zu betonen, daß anhand der hier für Koronargesunde genannten Richtwerte zur Beurteilung des Lipidscreening nur die Notwendigkeit einer weiterführenden Diagnostik (Lipoproteinanalytik, siehe Abschnitt 6.3.4) zu prüfen ist, daß daraus aber keinesfalls weitergehende Entscheidungen abgeleitet werden dürfen. Die Screeninggrenzen sind entsprechend dieser Fragestellung bewußt sehr streng gewählt. Ein falsch negatives Screeningergebnis (Unterschreiten der Screeninggrenzen trotz ungünstigem Lipoproteinbefund) ist dadurch äußerst unwahrscheinlich. Hingegen wird in Kauf genommen, daß ein falsch positiver Screeningbefund, d. h. ein Überschreiten der Screeninggrenzen bei normalem Ergebnis in der dann anzuschließenden, differenzierten Diagnostik durchaus vorkommen kann. Dieses zwingt dazu, das Ergebnis des Lipidscreenings keinesfalls als Entscheidungsgrundlage für eine lipidregulierende Intervention heranzuziehen. Therapieentscheidungen dürfen nur anhand des differenzierten Lipoproteinstatus gemäß Abschnitt 6.3.4 gefällt werden.

6.3.3 Lipoproteinanalytik: Labormethodisches Vorgehen

Ist aufgrund der Ergebnisse der ersten beiden Untersuchungsphasen eine Lipoproteinanalytik indiziert, so sollte diese unbedingt eine direkte, quantitative Bestimmung des LDL-Spiegels als wichtigste Kenngröße einschließen. In den meisten Fällen ausreichend ist die Bestimmung von LDL- und HDL-Cholesterin mit entsprechenden spezifischen und selektiven Präzipitationstechniken. Oft noch aussagefähiger und von umfassenderem Informationsgehalt ist die quantitativ auswertbare Lipoproteinelektrophorese, optimal die Kombination beider Vorgehensweisen. Eine Berechnung des LDL-Cholesterin mit Behelfs-

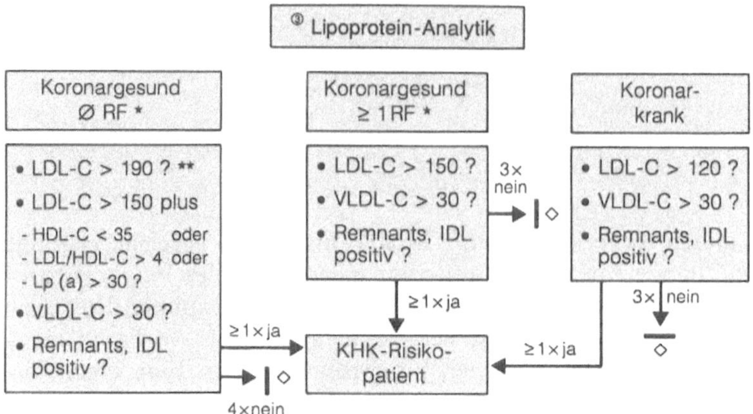

Abb. 5b. Diagnostische Strategie zur Erkennung von Personen mit atherogenen Fettstoffwechselbefunden. Teil 2: Definition atherogener Lipoproteinbefunde in Abhängigkeit vom Koronarstatus des Patienten und seiner Belastung mit allgemeinen koronaren Risikofaktoren (siehe dazu auch Tabelle 14). * Familäre Myokardinfarktdisposition, Hypertonie, Zigarettenrauchen; Diabetes mellitus; ** alle Konzentrationsangaben in mg/dl; ◇ = Normalbefund

formeln – noch immer weit verbreitet – halten wir wegen der unzureichenden Sicherheit und Richtigkeit für nicht sinnvoll. Immerhin ist zu bedenken, daß in der Lipoproteinanalytik anhand konkreter Grenzwerte weitreichende Entscheidungen für den einzelnen Patienten gefällt werden, was zu einer entsprechenden Sorgfalt bei der Analytik zwingt, die mit der Friedewaldformel nicht in gleichem Maße wie mit direkten Bestimmungsverfahren für LDL-Cholesterin (sachgemäße Anwendung vorausgesetzt) zu gewährleisten ist.

In GRIPS-Teilprojekt B war die Prädiktionskraft der mit der quantitativen Lipoproteinelektrophorese bestimmten Werte für LDL und HDL nur geringfügig besser als diejenige der mittels Präzipitationsverfahren gemessenen Konzentrationen [69]. Man kann praktisch von einer Gleichwertigkeit beider Verfahren hinsichtlich der statistisch ermittelten Prädiktionskraft in bezug auf das Myokardinfarktrisiko sprechen. Allerdings sollte bedacht werden, daß die quantitative Lipoproteinelektrophorese im Einzelfall durch zusätzliche, qualitative Einblicke in das Lipoproteinmuster, die sie neben der Erstellung quantitativer Lipoproteinkonzentrationen ermöglicht, wichtige Zusatzinformationen liefern kann, die mit Hilfe der Präzipitationstechniken nicht zu erhalten sind: Erkennen von Chylomikronen und Chylomikronen-Remnants, Vorhandensein irregulärer oder Fehlen regulärer Lipoproteinfraktionen, Alterungsartefakte [10]. Diese in der Diagnostik des Einzelfalls nicht selten wichtigen Zusatzinformationen spielen bei der statistischen Auswertung zur Prädiktion des Koronarrisikos in Bevölkerungsstudien naturgemäß keine Rolle und treten hier zu Unrecht nicht in erkennbarer Weise hervor.

Im Gegensatz zu der weitgehenden Gleichwertigkeit von quantitativer Lipoproteinelektrophorese und Präzipitationsverfahren hinsichtlich der Prädiktion des Myokardinfarktrisikos ist der Aussagewert des über eine Behelfsformel (nach Friedewald) ermittelten LDL-Cholesterin schwach. Dies dürfte vor allem auf die Anfälligkeit dieser Vorgehensweise gegenüber dem Vorhandensein von Chylomikronen im Patientenblut zurückzuführen sein. Eine unzureichende Nahrungskarenz der Untersuchten vor der Blutentnahme entzieht der Behelfsformel die Grundlage und führt zu falschen Werten ausgerechnet für den wichtigsten Fettstoffwechselparameter LDL-Cholesterin. Da eine 12-stündige Nahrungskarenz, wie sie für die Friedewaldformel als Minimum zu fordern ist, in Reihenuntersuchungen und unter ambulanten Bedingungen – also in dem für präventivmedizinische Maßnahmen wichtigsten Bereich – kaum zu gewährleisten ist, ist die Bestimmung des LDL-Cholesterin über Behelfsformeln für präventivmedizinische Zwecke als unzuverlässig und potentiell irreführend abzulehnen.

6.3.4 Lipoproteinanalytik: Präventivmedizinische Bewertung zur Beurteilung des Koronarrisikos (Abb. 5b, Tabelle 14)

Zur Bewertung der Ergebnisse einer mit geeigneten Methoden durchgeführten Lipoproteinanalytik empfehlen wir das in Tabelle 14 bzw. Abb. 5b wiedergegebene Schema zur Definition atherogener Lipoproteinbefunde. Die dort aufgeführten Lipoproteinkonstellationen sind unter Mitberücksichtigung von Koronarzustand und sonstiger Risikofaktorbelastung des Patienten als prognostisch ungünstig und atherogen zu bewerten.

Dabei basiert die Nennung der in Tabelle 14 unter Position 1–4 genannten Formen atherogener Lipoproteinbefunde überwiegend auf den Daten aus GRIPS-Teilprojekt B, während die unter Position 5–7 genannten Lipoproteinkonstellationen aufgrund pathophysiologischer und präliminärer epidemiologischer Daten anderer Untersucher [40, 51–53] einbezogen wurden.

Als Therapieziel einer Behandlung der in Tabelle 14 wiedergegebenen, atherogenen Lipoproteinbefunde ist stets ihre völlige Normalisierung, d.h. das dauerhafte Unterschreiten der dort definierten Interventionsgrenzen anzustreben (Tabelle 15).

6.3.5 Therapieentscheidung

Liegt im Einzelfall einer der im Abschnitt 6.3.4 (Tabelle 14, Abb. 5b) definierten, atherogenen Lipoproteinbefunde vor, so sollten vor einer Entscheidung zur therapeutischen Intervention zwei zusätzliche Gesichtspunkte berücksichtigt werden:

– Die Pathogenese der Fettstoffwechselstörung,
– das Lebensalter des Patienten.

Hinsichtlich der Pathogenese ist wichtig zu beachten, daß alle in Tabelle 14 gezeigten, atherogenen Lipoproteinbefunde pathogenetisch sowohl primärer als auch sekundärer Natur sein können. Sekundäre Formen dieser atherogenen Lipoproteinmuster sind auf eine nicht zum Fettstoffwechsel rechnende Grundkrankheit zurückzuführen. Die Behandlung der Fettstoffwechselstörung besteht in diesem Fall zumeist in einer Behandlung der Grundkrankheit. Lediglich bei nicht ausreichend reversibler Grundkrankheit kommen auch bei sekundären Fettstoffwechselstörungen gezielt lipidsenkende Maßnahmen in Betracht. Bedeutsame Auslöser sekundärer Fettstoffwechselstörungen sind Hypothyreose, Nierenerkrankungen, Erkrankungen der Leber und der Gallenwege, Diabetes mellitus, Pankreatitis, Alkoholabusus.

> Jede Erstdiagnose eines atherogenen Lipoproteinbefundes erfordert also vor einer Therapieentscheidung den Ausschluß einer sekundären Fettstoffwechselstörung durch Ausschluß der entsprechenden Grundkrankheit.

Die Differentialdiagnose zwischen primären und sekundären Fettstoffwechselstörungen ist aufgrund des unterschiedlichen therapeutischen Ansatzes (Behandlung der Grundkrankheit gegenüber gezielt lipidsenkenden Maßnahmen) praktisch äußerst wichtig.

Vor einer endgültigen Entscheidung über die Therapie eines atherogenen Lipoproteinbefundes gleichfalls zu beachten ist das Lebensalter des Patienten.

> Wir meinen, daß atherogene Lipoproteinbefunde ab etwa dem 65. Lebensjahr einen Interventionsgrund nur noch in folgenden Fällen darstellen:
>
> - Bei manifester KHK, da die lipidregulierende Behandlung hier nicht der Prävention, sondern der Therapie des Gefäßprozesses dient, was altersunabhängig sinnvoll ist;
> - bei sekundären Fettstoffwechselstörungen, weil sich die Behandlungsindikation hier aus der Grundkrankheit, nicht aus dem Lipoproteinbefund ableitet;
> - bei massiver Hypertriglyzeridämie, auf jeden Fall ab Triglyzeridwerten von 1000 mg/dl, wegen der damit verbundenen Pankreatitisgefährdung.

Ansonsten erscheint uns eine primäre Fettstoffwechselstörung bei Koronargesunden über 65 Jahre nicht therapiebedürftig, weil bei einem Menschen, der trotz atherogener Lipoproteinbefunde ein hohes Alter ohne Auftreten einer Gefäßerkrankung erreicht hat, von einer ausgeprägten Resistenz der Gefäßwände gegenüber atherogenen Lipoproteinen ausgegangen werden muß. Es ist daher nicht zu erwarten, daß einem solchen Patienten der bislang für ihn nicht schädliche Stoffwechselbefund in der verbleibenden Lebensspanne schaden wird. Unter diesen Umständen erscheinen die Belastungen und eventuellen Risiken einer lipidregulierenden Therapie nicht vertretbar.

6.3.6 Spezialanalytik

Im Rahmen der hier angestellten Überlegungen bezüglich diagnostischer Strategien zur Lipoproteinanalytik und zur Erkennung koronar gefährdeter Risikofälle muß ergänzend erwähnt werden, daß das in den vorangegangenen Abschnitten 6.3.1 bis 6.3.4 entwickelte Standardvorgehen, welches auf routinemäßig einsetzbaren Techniken zur Lipid- und Lipoproteinmessung basiert, in den weitaus meisten Fällen alle notwendigen klinischen Informationen (Grad des Koronarrisikos, Therapiebedürftigkeit, therapeutischer Ansatz, Therapieziel) liefert. Aufwendige Spezialuntersuchungen – wie z. B. die Subfraktionierung von Lipoproteinklassen, die Ermittlung der Lipoproteinzusammensetzung in Dichtefraktionen, der Nachweis und die Quantifizierung abnormer Lipoproteine, die Bestimmung von Apoproteinspiegeln und Apoprotein-Isoformen, die Ermittlung der Aktivität fettstoffwechselwirksamer Enzyme, Analysen zur Erfassung des postprandialen Lipoproteinmetabolismus sowie Untersuchungen von Lipoprotein-Rezeptorinteraktionen oder von DNA-Polymorphismen mit Einfluß auf das Lipoproteinmuster – liefern nur in seltenen Fällen und nur bei streng indizierter Anwendung klinisch wertvolle Zusatzinformationen. Sie sollten vor allem eingesetzt werden, wenn die verschiedenen Verfahren zur routinemäßigen Lipoproteinanalytik (Präzipitationstechniken, quantitative Lipoproteinelektrophorese) entweder untereinander oder in Relation zur Lipidkonstellation (Cholesterin-, Triglyzeridspiegel) Inkompatibilitäten zeigen, außerdem bei hochgradig abnormen Lipoproteinbefunden, die den Verdacht auf eine familiär bedingte Fettstoffwechselstörung nahelegen (z. B. bei Fehlen regulärer oder zusätzlichem Auftreten irregulärer Lipoproteinfraktionen sowie bei extremen Normabweichungen in der Serumkonzentration einzelner Lipoproteinfraktionen) sowie schließlich beim Versagen einer lipidsenkenden Therapie aus unklarer Ursache. Nur bei gezielter Anwendung können Spezialverfahren zur Fettstoffwechseldiagnostik zu einer Präzisierung des Lipoproteinbefundes und des davon ausgehenden Koronarrisikos, zur Abklärung der Pathogenese einer Fettstoffwechselstörung und zu einer gezielteren Festlegung des therapeutischen Vorgehens beitragen.

6.4 Vergleich des aus GRIPS hervorgegangenen diagnostischen Konzepts mit anderen Strategieformen zur Erkennung Koronargefährdeter bezüglich Richtlinien und Aussagekraft

6.4.1 Vergleich der Richtlinien verschiedener Strategiekonzepte

Die hier dargestellte, im wesentlichen aus GRIPS-Teilprojekt B unter zusätzlicher Berücksichtigung anderer epidemiologischer sowie pathophysiologischer Daten entwickelte Strategie zur Erkennung Koronargefährdeter ähnelt in ihren Grundzügen weitgehend jener, die bereits aus einem früheren Teilprojekt der Göttinger Risiko-, Inzidenz- und Prävalenzstudie hervorgegangen war.

Das damalige GRIPS-Teilprojekt A war eine retrospektive Fallkontrollstudie an rund 2500 koronarangiographierten Personen aller Altersgruppen und beiderlei Geschlechts. In dieser Studie sollten jene Fettstoffwechselparameter einschließlich der zugehörigen Entscheidungsgrenzen ermittelt werden, die am besten zur Differenzierung von koronarangiographisch Kranken und Gesunden geeignet sind. Zusammenfassend ergab GRIPS-Teilprojekt A, daß mit den nachfolgenden Kriterien eine optimale Unterscheidung von Koronarkranken und -gesunden in dieser retrospektiven Fallkontrollstudie erreicht werden konnte [9, 39, 60].

1. *Männer aller Altersstufen, Frauen vor der Menopause*
   In dieser Personengruppe waren die nachfolgenden Lipoproteinbefunde besonders häufig mit einem koronarangiographisch positiven Befund assoziiert:
   - LDL-Cholesterin > 180 mg/dl,
   - LDL-Cholesterin zwischen 140 und 180 mg/dl in Verbindung mit einem LDL/HDL-Cholesterinverhältnis > 4,
   - VLDL-Cholesterinspiegel über 40 mg/dl.

2. *Frauen nach der Menopause*
   In dieser Personengruppe waren die nachfolgenden Lipoproteinbefunde besonders häufig mit einem koronarangiographisch positiven Befund assoziiert:
   - LDL-Cholesterin > 180 mg/dl,
   - LDL/HDL-Cholesterinverhältnis > 4,0, unabhängig vom LDL-Cholesterinspiegel.
   - VLDL-Cholesterin > 40 mg/dl.

Im Studienkollektiv von GRIPS-Teilprojekt A waren – je nach Altersgruppe und Geschlecht – 70 bis 80% der koronarangiographisch Kranken, aber nur 20 bis 30% der koronarangiographisch Gesunden mit einem der vorgenannten Lipoproteinbefunde belastet. Mit Hilfe der vorgenannten Kriterien ergab sich somit eine gute Differenzierung zwischen koronarangiographisch kranken und gesunden Personen (Odds Ratios je nach Teilkollektiv zwischen 4,3 und 8,3), wie sie sonst mit keinem Einzelparameter und keiner anderen Parameterkombination auch nur annähernd erreicht werden konnte [9, 39, 60].

Abgesehen von geringgradigen Verschiebungen der Entscheidungsgrenzen stimmen diese aus der retrospektiven Fallkontrollstudie GRIPS-Teilprojekt A hervorgegangenen Resultate ausgezeichnet mit den aus dem prospektiven Teilprojekt GRIPS B abgeleiteten, in Abschnitt 6.3.4 wiedergegebenen Richtlinien zur Bewertung von Lipoproteinbefunden [61–63] überein. Wir sind der Meinung, daß die prinzipiell gute Übereinstimmung der Ergebnisse zweier im Ansatz völlig unterschiedlicher, epidemiologischer Studien die Validität der Resultate aus GRIPS-Teilprojekt B einschließlich der daraus abgeleiteten Strategieempfehlungen wirksam unterstreicht.

Vergleicht man andererseits die in Abschnitt 6.3.1 bis 6.3.4 dieses Berichtes dargestellten, aus GRIPS-Teilprojekt B hervorgegangenen diagnostischen

Kriterien zur Erkennung Koronargefährdeter [61–63] mit den Strategieempfehlungen des National Cholesterol Education Program (NCEP) der USA [64], so findet sich – obwohl beide Konzepte völlig unabhängig voneinander entwickelt wurden – in den Grundzügen eine weitreichende Übereinstimmung. Insbesondere besteht ein völliger Konsensus in der Einschätzung der diagnostischen Wertigkeit des LDL-Cholesterin. In beiden Strategiekonzepten steht dieser Parameter im Mittelpunkt, eine Empfehlung, die im übrigen von unserer Arbeitsgruppe bereits zu einer Zeit gegeben wurde [65], als nahezu alle übrigen Autoren die höchste diagnostische Wertigkeit noch dem HDL-Cholesterin zuschrieben [66, 67]. Diese unterschiedliche Bewertung war damals wohl auf den Umstand zurückzuführen, daß in unseren epidemiologischen Studien LDL-Cholesterin seit jeher direkt gemessen wurde, während andere Arbeitsgruppen diese Kenngröße über Behelfsformeln zu errechnen pflegten, ein Vorgehen, welches zu Einschränkungen bezüglich Präzision, Richtigkeit und diagnostischer Aussagekraft führt [10]. Bis heute ist GRIPS unseres Wissens die einzige prospektive Großstudie, die über direkt gemessene LDL-Cholesterinwerte verfügt, so daß die diesbezüglichen Daten besonders valide sein dürften.

Vergleicht man die aus GRIPS hervorgegangenen Richtlinien zur Erkennung Koronargefährdeter mit den Empfehlungen des NCEP [64] im Detail, so findet man in den amerikanischen Richtlinien deutlich strengere Interventionsgrenzen für LDL-Cholesterin: 160 mg/dl für Koronargesunde ohne sonstige Risikofaktoren, 130 mg/dl für zusätzlich belastete Koronargesunde bzw. für Koronarkranke. Diese strengen Interventionsgrenzen beziehen sich allerdings alleine auf diätetische Maßnahmen. Als Entscheidungsgrenzen für die Einleitung einer medikamentösen Behandlung werden im Rahmen des NCEP dagegen LDL-Cholesterinwerte genannt, die mit den von uns empfohlenen Interventionsgrenzen weitgehend identisch sind. In diesem Zusammenhang sei betont, daß wir die von uns genannten Entscheidungsgrenzen für LDL-Cholesterin als generelle Interventionsgrenzen betrachten, d. h. unabhängig von der Art der Behandlungsmaßnahme. Wir sind der Überzeugung, daß eine Differenzierung in Interventionsgrenzen für diätetische und medikamentöse Maßnahmen nicht sinnvoll ist. Vielmehr sollte nach unserer Auffassung bei Überschreiten der von uns empfohlenen Interventionsgrenzen stufenweise das gesamte derzeit verfügbare Therapiespektrum (allgemeine Maßnahmen zur Beeinflussung der Lebensführung, spezifische Diätformen, Medikamente, nur in der Sekundärprävention der koronaren Herzkrankheit auch extrakorporale Plasmatherapieverfahren) durchlaufen werden, so lange, bis das Therapieziel (Normalisierung des Lipoproteinbefundes gemäß Tabelle 15) erreicht ist.

Von diesem Gesichtspunkt abgesehen, kann das von den Experten des NCEP empfohlene Schema zur Erkennung Koronargefährdeter jedoch mit dem aus GRIPS hervorgegangenen Strategiekonzept als gut kompatibel bewertet werden. Beide zeichnen sich darüber hinaus durch einen klaren Ablauf in der Diagnostik, also durch ein klares diagnostisches Stufenschema aus.

Dagegen bestehen zwischen unseren Richtlinien und den Empfehlungen der European Atherosclerosis Society (EAS) bzw. der Nationalen Cholesterin

Tabelle 15. Therapieziele bei der Behandlung atherogener Lipoproteinmuster. Definition in Abhängigkeit vom Koronarstatus des Patienten sowie unter Berücksichtigung seiner Belastung mit allgemeinen koronaren Risikofaktoren (Hypertonie, Diabetes mellitus, Zigarettenrauchen, familiäre Myokardinfarktdisposition)

Therapieziele zur KHK-Prävention bei Vorliegen atherogener Lp-Befunde
1.   LDL-Cholesterin
1.1 Generell (Personen <65 Jahre): LDL-Cholesterin dauerhaft <190 mg/dl
1.2 Bei Persistieren zusätzlicher koronarer Risikofaktoren[a] (Personen <65 Jahre): LDL-Cholesterin dauerhaft <150 mg/dl
1.3 Bei manifester KHK (altersunabhängig): LDL-Cholesterin <120 mg/dl
2.   Andere Fettstoffwechselparameter
2.1 Normalisierung der Spiegel triglyzeridreicher Lipoproteine: VLDL-Chol. <30 mg/dl; Verschwinden von Nüchternchylomikronämie, Remnants bzw. intermediären Lipoproteinen
2.2 Anheben verminderter HDL-Spiegel
2.3 Senkung erhöhter Lp(a)-Spiegel (Möglichkeiten z. Zt. begrenzt)
3.   Bekämpfung allgemeiner koronarer Risikofaktoren: Hypertonie, Diabetes mellitus, Zigarettenrauchen

[a] Hypertonie, Diabetes mellitus, Zigarettenrauchen, familiäre MI-Disposition, HDL-Cholesterin-Verminderung, Lp(a)-Vermehrung.

Initiative (NCI) Übereinstimmungen zwar in einigen, jedoch nicht in allen wesentlichen Punkten [56, 68, 74]. So wird z. B. die prognostische Wertigkeit des HDL-Cholesterin unterschiedlich beurteilt. Außerdem erachten wir die von EAS und NCI empfohlenen Richtwerte zur Definition ungünstiger LDL-Cholesterinkonzentrationen (ab 155 mg/dl generell, ab 135 mg/dl bei Personen mit zusätzlichen Risikofaktoren) als erheblich zu streng und zu unspezifisch bei der Erkennung von Risikofällen (siehe Abschnitt 6.4.2). Darüber hinaus ist eine Einteilung in drei LDL-Cholesterinkategorien (<135, 135 bis 154, ≥155 mg/dl), von denen die oberste und unterste nur um 20 mg/dl auseinanderliegen, aus analytischen Erwägungen nicht sinnvoll. Dies gilt insbesondere wenn – wie von der Europäischen Atherosklerosegesellschaft empfohlen – die Friedewaldformel mit ihrer relativ hohen Unpräzision zur LDL-Cholesterinbestimmung eingesetzt wird. Schließlich ist darauf hinzuweisen, daß die von der Europäischen Atherosklerosegesellschaft genannten Richtwerte für LDL-Cholesterin und die von den gleichen Autoren empfohlenen Entscheidungsgrenzen für die auch hier zu Screeningzwecken eingesetzte Cholesterinmessung (ungünstige Werte generell ab 250, bei Trägern zusätzlicher Risikofaktoren ab 200 mg/dl) nicht in vernünftiger Relation stehen. Vielmehr liegen die Screeninggrenzen und die zugehörigen Richtwerte für LDL-Cholesterin so weit auseinander, daß sich unter den Personen mit negativem Screeningergebnis zwangsläufig viele mit nach diesen Kriterien erhöhten LDL-Cholesterinwerten – nicht erkannte Risikofälle also – finden müssen.

6.4.2 Vergleich der diagnostischen Aussagekraft verschiedener Strategiekonzepte

Wendet man die in den Abb. 5a und b bzw. in Tabelle 14 dargestellten, diagnostischen Kriterien zur Definition atherogener Fettstoffwechselbefunde auf das GRIPS-Studienkollektiv an, so ergibt sich auf der Basis der 1982 erhobenen Meßwerte folgendes Bild:

– In der Gesamtgruppe der im Jahre 1982 gefäßgesunden Follow-up-Responder ($n = 5387$) lag der Anteil atherogener Fettstoffwechselbefunde bei 40%.
– In der Teilgruppe der im Beobachtungszeitraum (1982 bis 1986) erstmals an einem Myokardinfarkt erkrankten Personen ($n = 107$) fanden sich atherogene Fettstoffwechselbefunde in 81% der Fälle.
– In der Teilgruppe der im Beobachtungszeitraum von atherosklerotischen Gefäßerkrankungen jeglicher Art frei gebliebenen Personen ($n = 5132$) lag der Anteil atherogener Fettstoffwechselbefunde bei 40%.

Die hier entwickelten diagnostischen Kriterien zur Bewertung des Fettstoffwechselbefundes und zur Beurteilung des Koronarrisikos hätten im GRIPS-Kollektiv zum Zeitpunkt der Erstuntersuchung (1982) somit hinsichtlich der Erkennung späterer Myokardinfarktfälle eine Sensitivität von 81 und eine Spezifität von 60% ermöglicht (Tabelle 16).

Tabelle 16. Anwendung verschiedener Strategien zur Erkennung Koronargefährdeter auf das Studienkollektiv von GRIPS-Teilprojekt B; Prüfung ihrer Prädiktionskraft bei der Vorhersage der im bisherigen Beobachtungszeitraum der Studie eingetretenen Myokardinfarktfälle. Geprüft wurden die Prädikationskraft (siehe Abschnitt 6.3) (a) des LDL-Cholesterinspiegels alleine; (b) des diagnostischen Strategiekonzeptes der European Atherosclerosis Society (EAS); (c) des Strategiekonzepts des National Cholesterol Education Program (NCEP) der USA; (d) des aus GRIPS-Teilprojekt B abgeleiteten Strategiekonzepts

Erkennung von MI-Risikopatienten				
Risikofall: Definition[a]	Risikofälle %[b]	Sensitivität %[c]	Spezifität %[d]	EVG%
LDL-C >140 mg/dl	51	84	49	33
NCEP[e] Schema positiv	45	80	56	36
EAS[f] Schema positiv	61	89	39	28
GRIPS Schema positiv	40	81	60	41

[a] Diagnostisches Kriterium, welches bei positiver Ausprägung zu einer Einstufung des jeweiligen Untersuchten als Myokardinfarkt-Risikoperson führt (positives Risikomerkmal).
[b] Anteil Untersuchter mit positivem Risikomerkmal an der Gesamtheit der Studienteilnehmer.
[c] Anteil von Myokardinfarktpatienten mit positivem Risikomerkmal an der Gesamtheit der Myokardinfarktpatienten in der Studie.
[d] Anteil gesund gebliebener Untersuchter mit negativem Risikomerkmal an der Gesamtheit der gesund gebliebenen Studienteilnehmer.
[e] National Cholesterol Education Program, Arch Int Med 148 (1988) 36.
[f] European Atherosclerosis Society, Dtsch Ärzteblatt 85 (1988) 2209.

Die Anwendung der entsprechenden Kriterien des National Cholesterol Education Program der USA [64] auf das GRIPS-Studienkollektiv ergibt dagegen einen Anteil interventionsbedürftiger Fettstoffwechselbefunde von 45%. Die Sensitivität bei der Erkennung späterer Myokardinfarktfälle liegt bei 80%, die Spezifität ist mit 56% schwach, überschreitet aber immerhin noch die 50%-Marke (Tabelle 16). Die entsprechenden Zahlen für das Strategiekonzept der European Atherosclerosis Society bzw. der National Cholesterin Initiative [56, 68, 74] lauten, bezogen auf das GRIPS-Studienkollektiv: 61% Interventionsbedürftige, Sensitivität bei der Erkennung späterer Myokardinfarktfälle 89%, Spezifität 39% (Tabelle 16).

Die aus GRIPS hervorgegangenen Empfehlungen zur Erkennung Koronargefährdeter und jene des National Cholesterol Education Program der USA (NCEP) zeigen somit weitreichende Übereinstimmungen in grundsätzlichen Fragen sowie in vielen Details (siehe Abschnitt 6.4.1) und sie erreichen beide bei hoher Sensitivität (über 80%) eine Spezifität von in jedem Falle mehr als 50%.

Dagegen erscheint uns für die Richtlinien der European Atherosclerosis Society bzw. der Nationalen Cholesterin Initiative – aufgrund der nicht in allen Punkten plausiblen Beurteilungskriterien (siehe Abschnitt 6.4.1) und aufgrund der schwachen Spezifität – eine sinnvolle Umsetzung in praktische präventiv-medizinische Maßnahmen zur Erkennung und Behandlung koronarer Risikofälle kaum möglich.

6.4.3 Erforderliche Maßnahmen zur Verbesserung der diagnostischen Aussagekraft des aus GRIPS hervorgegangenen Strategiekonzeptes zur Erkennung Koronargefährdeter

Insgesamt dürfte nach den bislang verfügbaren Daten, die im wesentlichen auf GRIPS-Teilprojekt B aufbauende, diagnostische Strategie zur Erstellung und Bewertung von Lipoproteinbefunden eine hohe Sensitivität in der Erkennung koronarer Risikofälle in Verbindung mit einer akzeptablen Spezifität gewährleisten. Dabei verkennen wir nicht, daß die bislang erreichte Spezifität von 61% – wenngleich Einzelparametern und anderen Strategiekonzepten überlegen – noch verbesserungsbedürftig ist. Es ist in diesem Zusammenhang anzumerken, daß dieses Ergebnis auf einer erst 5jährigen Beobachtungsperiode im Rahmen von GRIPS-Teilprojekt B beruht und daß es nach Abschluß der vorgesehenen, längeren follow-up-Phase in GRIPS (nächste vorgesehene Erhebung 1991, 9jährige Beobachtungszeit) erheblich günstiger ausfallen kann. Darüber hinaus besteht aber auch kein Zweifel, daß zur Verbesserung der Spezifität des aus GRIPS hervorgegangenen Strategiekonzeptes weitere potentielle Risikofaktoren der Atherosklerose mit einbezogen werden müssen.

Dies gilt insbesondere für Parameter aus dem Bereich der Hämostaseologie, der Rheologie des Blutstroms und des Prostaglandinhaushaltes. Darüber hinaus müssen baldmöglichst auch genetische Determinanten der Atherosklerose-Disposition Berücksichtigung finden. Dies gilt für genetische Determinanten atherogener Lipoproteinmuster, wesentlich mehr aber für genetische Determinanten der arteriellen Vulnerabilität gegenüber atherogenen Noxen. Entsprechende Ergänzungsuntersuchungen sind im Rahmen von GRIPS vorgesehen, teils mit Hilfe der von allen Teilnehmern an GRIPS-Teilprojekt B angelegten Serum- und Plasmabank, teils aber auch im Rahmen künftiger, derzeit in Planung stehender epidemiologischer Vorhaben.

Ein weiteres Risikomerkmal, welches für Strategiekonzepte zur Erkennung Koronargefährdeter unzweifelhaft berücksichtigt werden muß, ist die psychosoziale Streßbelastung. Die von der Arbeitsgruppe um Professor Siegrist, Marburg, erhobenen Befunde [45–47] über den Einfluß der Streßbelastung sowohl auf das Lipoproteinmuster als bedeutsamsten somatischen Risikofaktor der Koronarsklerose, als auch auf die Koronargefährdung selbst lassen vermuten, daß dieses Risikomerkmal durch Einbeziehung in Strategiekonzepte zur Erklärung der Erkrankungsvarianz und zur Verbesserung der diagnostischen Sicherheit bei der Früherkennung Koronargefährdeter wesentlich beitragen kann. Leider war die Erfassung der psychosozialen Streßbelastung im Rahmen von GRIPS-Teilprojekt B qualitativ schwächer (verkürzter und vereinfachter Erhebungsbogen) als in einem kleineren epidemiologischen Projekt, welches parallel von der Arbeitsgruppe Siegrist durchgeführt wurde [45–47]. Dort wiederum waren die Gruppengrößen und Inzidenzen erheblich geringer, so daß insgesamt der Stellenwert des Risikofaktors psychosozialer Streß im Rahmen von Strategiekonzepten zur Erkennung Koronargefährdeter – trotz bereits sehr eindrucksvoller Resultate, insbesondere aus der prospektiven Studie der Arbeitsgruppe Siegrist [45–47] – derzeit noch nicht abschließend beurteilt werden kann und eine konkrete Einbeziehung in die diagnostischen Strategien gegenwärtig noch nicht möglich ist.

Es ist daher ein weiteres wichtiges Ziel im Rahmen unserer künftigen epidemiologischen Projekte, eine verbesserte Erfassung der psychosozialen Streßbelastung vorzunehmen, um die Validität des diesbezüglichen Datenmaterials zu erhöhen und die Einordnung dieses zweifelsohne wichtigen Risikofaktors in Strategiekonzepte zur Erkennung Koronargefährdeter zu ermöglichen.

7 Zusammenfassung

Die Göttinger Risiko-, Inzidenz- und Prävalenzstudie (GRIPS) ist ein epidemiologisches Forschungsvorhaben, dessen Endziel darin besteht, ein diagnostisches Schema zur Identifikation von Patienten mit erhöhtem Risiko für atherosklerotische Gefäßerkrankungen zu entwickeln, welches zugleich als Basis für die Festlegung individuell ausgerichteter, therapeutischer Strategien zur Risikominderung geeignet sein soll. Derzeitiger Kernpunkt des GRIPS-Vorhabens ist das Teilprojekt B, eine prospektive Kohortenstudie.

Dieses Teilprojekt wurde im Januar 1982 begonnen. Damals wurden rund 6500 Angehörige eines Industriebetriebes einer umfassenden klinischen, laborchemischen und anamnestischen Ersterhebung unterzogen. Aus dieser Gruppe konnten nach definierten Kriterien (40- bis 60jährige Männer deutscher Nationalität) 6029 in die prospektive Phase des Vorhabens einbezogen werden. Diese Kohorte wird seither fortlaufend weiter beobachtet zur Erfassung von Krankheitsinzidenzen und Todesursachen. Bislang verfügen wir in dieser noch andauernden Studie über lückenlose Verlaufsinformationen aus einem 5jährigen Beobachtungszeitraum (Januar 1982 bis einschließlich Dezember 1986) und für mehr als 95% ($n = 5737$) der ursprünglich in die prospektive Phase einbezogenen Studienteilnehmer.

Als primäre Zielereignisse während der prospektiven Beobachtungsphase der Studie wurden definiert: gesicherter Myokardinfarkt (tödlich und nicht-tödlich) sowie gesicherter akuter Koronartod; gesicherte koronare Herzkrankheit ohne Myokardinfarkt; gesicherter Schlaganfall (tödlich und nicht-tödlich); gesicherte periphere arterielle Verschlußkrankheit; gesicherte Karotisstenose. Die Sicherung dieser Zielergebnisse erfolgte in Anlehnung an Richtlinien der Lipid Research Clinics der USA bzw. in Anlehnung an Empfehlungen der WHO. Die entsprechenden Kriterien sind in ausführlichen Protokollen niedergelegt.

Für die im vorliegenden Bericht im Mittelpunkt stehenden Auswertungen zur „Prädiktion des Atheroseskleroserisikos anhand potentieller Risikofaktoren bei Gefäßgesunden" wurden als Inzidenzgruppen jene Studienteilnehmer berücksichtigt, die im Beobachtungszeitraum eines der vorgenannten primären Zielereignisse entwickelten, zum Zeitpunkt der Erstuntersuchung (1982) aber noch frei von klinischen Zeichen atherosklerotischer Folgekrankheiten gewesen waren. Diese Inzidenzgruppen wurden im Rahmen der Auswertungen verglichen mit einer Referenzgruppe, bestehend aus jenen Studienteilnehmern, die vor 1982 frei von jeglichen Zeichen atherosklerotischer Folgekrankheiten gewesen waren und solche im Beobachtungszeitraum auch nicht entwickelt hatten. Für die bisherigen Auswertungen über den Zusammenhang zwischen potentiellen Risikofaktoren und der Inzidenz atherosklerotischer Folgekrankheiten bei zu Studienbeginn Gefäßgesunden konnten unter diesen Gesichtspunkten 5132 Referenzpersonen und 255 Inzidenzfälle (107 Myokardinfarkte, 49 Schlaganfälle, 73 Fälle mit chronischer koronarer Herzkrankheit ohne Myokardinfarkt sowie 26 Personen mit peripherer arterieller Verschlußkrankheit) berücksichtigt werden.

Abweichend von diesen, für Auswertungen zur „Prädiktion des Atheroseroserisikos mit Hilfe potentieller Risikofaktoren bei Gefäßgesunden" gültigen Regelungen wurden für alle Auswertungen zur Ermittlung von Mortalitätsraten (Gesamt-, Koronar- und Malignom-Mortalität) sämtliche Teilnehmer der prospektiven Beobachtungsphase berücksichtigt, für die lückenlose Verlaufsinformationen über den gesamten, bislang 5jährigen Beobachtungszeitraum der Studie vorlagen ($n = 5737$). Die Auswertungen über Zusammenhänge zwischen Lebensgewohnheiten und Lipoproteinbefunden, die ausschließlich auf Daten der Ersterhebung basieren, beziehen die Datensätze aller in die prospektive Phase der Studie aufgenommenen Teilnehmer ($n = 6029$) ein, unabhängig von deren Gefäßstatus im Jahre 1982. Für Auswertungen über Zusammenhänge zwischen den Prüfvariablen und der Häufigkeit von Myokardinfarktrezidiven wurden die Daten von insgesamt 49 Studienteilnehmern herangezogen, die bereits vor der Ersterhebung (1982) einen Myokardinfarkt erlitten hatten.

7.1 Ergebnisse aus Daten der Ersterhebung

Auswertungen der Ersterhebungsdaten von 1982 dienten der Erfassung des Einflusses von Lebensgewohnheiten auf das Lipoproteinmuster. Dabei zeigte sich, daß insbesondere ein erhöhtes relatives Körpergewicht, in geringerem Maße auch Zigarettenrauchen und eine eingeschränkte sportliche Freizeitaktivität ungünstigen Einfluß auf das Lipoproteinmuster nehmen (Steigerung der atherogenen Fraktionen LDL und VLDL, Senkung der protektiven HDL). Im gegebenen Falle sollte dies bei Maßnahmen zur Korrektur atherogener Lipoproteinmuster berücksichtigt werden.

7.2 Ergebnisse aus prospektiven Daten I: Mortalitätsraten

Anhand der im Studienkollektiv eingetretenen Todesfälle konnte eine bemerkenswerte Übereinstimmung der Mortalitätsraten und des Anteils verschiedener Todesursachen an der Gesamtheit aller Todesfälle im Studienkollektiv mit WHO-Angaben für den alters- und geschlechtsentsprechenden Teil der Gesamtbevölkerung der Bundesrepublik Deutschland aufgezeigt werden.

7.3 Ergebnisse aus prospektiven Daten II: Mortalität in Abhängigkeit von Prüfvariablen

Weitere Auswertungen zur Mortalität im Studienkollektiv befaßten sich mit Zusammenhängen zwischen verschiedenen Prüfvariablen und der Gesamt-, Koronar- und Malignom-Mortalität. Dabei zeigte sich, daß vor allem Blutdruckwerte, Rauchgewohnheiten, LDL-Cholesterin, familiäre Myokardinfarktdisposition sowie der Blutglukosespiegel signifikant mit der Gesamtmortalität assoziiert waren. In geringerem Maße fanden sich positive Assoziationen zur Gesamtmortalität auch für die familiäre Schlaganfalldisposition sowie für die verschiedenen, streng vom LDL-Cholesterinspiegel abhängigen Variablen Gesamt-Cholesterin, Apo B, LDL/HDL-Cholesterinverhältnis, Apo B/Apo A-I-Verhältnis. Andere Prüfvariable waren ohne signifikante positive Beziehung zur Gesamtmortalität. Als bester Prädiktor der Koronarmortalität erwies sich LDL-Cholesterin, gefolgt von den streng vom LDL-Cholesterinspiegel abhängigen Variablen Cholesterin, Apo B, LDL/HDL-Cholesterinverhältnis, Apo B/Apo A-I-Verhältnis. Weitere positive Assoziationen zur Koronarmortalität fanden sich für die familiäre Myokardinfarktdisposition und die Blutdruckwerte. In inverser Beziehung zur Koronarmortalität stand der HDL-Spiegel. Die Rauchgewohnheiten zeigten nur eine insignifikant positive Assoziation zur Koronarmortalität. Die besten Prädiktoren der Malignommortalität waren die Rauchgewohnheiten sowie das LDL/HDL-Cholesterinverhältnis, darüber hinaus (invers assoziiert) der Apo A-I-Spiegel.

Als wichtigste Schlußfolgerung ergibt sich aus diesen Daten das Fehlen jeglichen Anhalts für eine inverse Assoziation zwischen dem Gesamt-Cholesterin- bzw. LDL-Cholesterinspiegel und der Malignommortalität, insbesondere auch im tiefen Wertebereich. Dieses wird zusätzlich unterstützt durch den Vergleich der Ergebnisse aus GRIPS-Teilprojekt B mit den Ergebnissen der von Professor Dr. Gotthard Schettler und Dr. Ralph Bernhardt geleiteten Wuhan-Studie. Es handelt sich hier um eine gleichfalls prospektive Studie mit einem an GRIPS angeglichenen Studienaufbau, durchgeführt an einer dem GRIPS-Kollektiv hinsichtlich Alter und Geschlecht angepaßten Gruppe von Rotchinesen. In dem rotchinesischen Studienkollektiv fand sich eine extrem geringe Risikofaktorbelastung, insbesondere hinsichtlich der Gesamtcholesterin- und LDL-Cholesterinspiegel. Nach 5jähriger Beobachtungsphase ergab sich im rotchinesischen Kollektiv nicht nur die erwartete, extrem geringe Koronarmorbidität und Koronarmortalität, sondern auch eine gegenüber den deutschen Studienteilnehmern zumindest nicht ungünstigere Malignom- und Gesamtmortalität. Hieraus folgt, daß die von manchen Autoren postulierte, inverse Beziehung zwischen Gesamt- bzw. LDL-Cholesterinspiegel und Malignomrisiko nicht kausaler Natur sein kann. Außerdem geht aus diesen Daten hervor, daß Cholesterinwerte unter 200 sowie LDL-Cholesterinwerte unter 120 mg/dl keinesfalls als unphysiologisch oder gar lebensverkürzend zu betrachten sind.

7.4 Ergebnisse aus prospektiven Daten III: Assoziationen zwischen Prüfvariablen und der Inzidenz atherosklerotischer Folgekrankheiten

Die wichtigsten bisherigen Auswertungen von GRIPS-Teilprojekt B befaßten sich mit dem Zusammenhang zwischen den Prüfvariablen und der Inzidenz von gesicherten atherosklerotischen Folgekrankheiten, die als primäre Zielereignisse der Studie definiert waren (tödlicher und nicht-tödlicher Myokardinfarkt, akuter Koronartod, chronische koronare Herzkrankheit, Schlaganfall, periphere arterielle Verschlußkrankheit). Diese Untersuchungen ergaben, daß für die verschiedenen Folgekrankheiten der Atherosklerose unterschiedliche Spektren von Variablen Bedeutung als Risikoprädiktoren erlangen. Für die einzelnen Folgekrankheiten der Atherosklerose fanden wir in univariaten Auswertemodellen folgende Rangordnung der Prüfvariablen, sortiert nach ihrer diagnostischen Bedeutung in der Prädiktion des jeweiligen Krankheitsrisikos:

Myokardinfarkt
1. LDL-Cholesterin (danach die streng vom LDL-Cholesterinspiegel abhängigen Variablen Gesamtcholesterin und Apo B);
2. familiäre Myokardinfarktdisposition;
3. HDL-Cholesterin (invers);
4. Blutdruckwerte;
5. Rauchgewohnheiten;
6. Triglyzeride;
7. VLDL-Cholesterin;
8. Blutglukose;
9. Apo A-I (invers, insignifikant).

Chronische koronare Herzkrankheit ohne Myokardinfarkt
1. LDL-Cholesterin (danach die streng vom LDL-Cholesterinspiegel abhängigen Variablen Gesamtcholesterin und Apo B);
2. Triglyzeride;
3. VLDL-Cholesterin;
4. Blutdruckwerte;
5. Body Mass Index;
6. HDL-Cholesterin (invers);
7. Apo A-I (invers).

Schlaganfall
1. Blutdruck;
2. Blutglukose;
3. Rauchgewohnheiten;
4. familiäre Schlaganfalldisposition.

Periphere arterielle Verschlußkrankheit
1. Blutdruckwerte;
2. Rauchgewohnheiten;

3. Blutglukose;
4. LDL-Cholesterin (sowie die mit dem LDL-Cholesterinspiegel streng assoziierten Variablen Apo B und Gesamtcholesterin);
5. Apo A-I (invers);
6. HDL-Cholesterin (invers).

Auffallend ist dabei insbesondere die hochrangige Bedeutung der Blutdruckwerte als Prädiktoren sämtlicher Formen atherosklerotischer Folgekrankheiten. Im Gegensatz dazu stehen die Fettstoffwechselvariablen: sie sind bei den koronaren Manifestationsformen der Atherosklerose zwar von überragender Bedeutung als Risikoprädiktoren, besitzen aber, bezogen auf die Zielereignisse PAVK und Schlaganfall nur eine geringe, bzw. überhaupt keine prädiktive Wertigkeit. Demgegenüber erweist sich der Blutglukosespiegel als bedeutsamer Prädiktor des PAVK- und Schlaganfallrisikos, nur in geringem Maße dagegen auch als beachtenswerter Prädiktor der Koronargefährdung. Zigarettenrauchen erweist sich als relevanter Prädiktor des Risikos sämtlicher atherosklerotischer Folgekrankheiten mit Ausnahme der chronischen koronaren Herzkrankheit. Bemerkenswert ist darüber hinaus, daß eindeutig die bedeutsame Rolle der familiären Krankheitsdisposition (Myokardinfarkt, Schlaganfall) in der Prädiktion des individuellen Koronar- bzw. Schlaganfallrisikos gezeigt werden konnte.

Besonders eingehende Analysen wurden bezüglich der Assoziationen zwischen den Prüfvariablen und der klinisch bedeutsamsten, weil häufigsten Folgekrankheit der Atherosklerose, dem Myokardinfarkt, durchgeführt. Die Assoziationen zwischen den Prüfvariablen und diesem Krankheitsbild wurden sowohl differenziert in nach unterschiedlichen Gesichtspunkten stratifizierten Teilkollektiven der Studiengruppe als auch in multivariaten Analysenansätzen geprüft.

Die dabei erhaltenen Resultate bestätigen vor allem die aus den univariaten Analysenmodellen hervorgegangene überragende Rolle des LDL-Cholesterin in der Prädiktion des Myokardinfarktrisikos. Sie ergaben allerdings auch, daß bestimmte andere Variablen eine von LDL unabhängige und eigenständige, wenn auch vergleichsweise schwache Prädiktionskraft bezüglich des Myokardinfarktrisikos behalten, wobei die aus univariaten Analysen hervorgegangene Rangfolge der Risikoprädiktoren weitestgehend bestätigt werden konnte. Bei den zusätzlichen, neben LDL-Cholesterin relevanten Prädiktoren des Myokardinfarktrisikos handelt es sich um folgende Variable: familiäre Belastung mit frühzeitigem Myokardinfarkt (familiäre Myokardinfarktdisposition), Blutdruckwerte, Rauchgewohnheiten und Plasmaglukosespiegel sowie HDL-Cholesterin (invers assoziiert), darüber hinaus – wenn auch mit Einschränkungen – die Serumkonzentrationen von Triglyzeriden und VLDL.

Insbesondere machten die differenzierten Analysen folgendes deutlich:

– LDL-Cholesterinwerte über 190 mg/dl bedeuten ein erhöhtes Koronarrisiko, unabhängig von der Belastung des Patienten mit sonstigen Risikofaktoren.

- LDL-Cholesterinwerte zwischen 150 und 190 mg/dl bedeuten ein erhöhtes Koronarrisiko nur bei Vorliegen zusätzlicher koronarer Risikofaktoren; dagegen können LDL-Cholesterinwerte im genannten Bereich bei Fehlen weiterer Risikofaktoren als noch normal betrachtet werden.
- LDL-Cholesterinwerte unter 150 mg/dl sind im allgemeinen als prognostisch günstig zu bewerten. Lediglich bei bereits manifester KHK und evtl. bei multipler Belastung mit sonstigen, koronaren Risikofaktoren, sind LDL-Cholesterinwerte im Bereich zwischen 120 und 150 mg/dl bereits als prognostisch ungünstig anzusehen.
- LDL-Cholesterinwerte unter 120 mg/dl können als optimal gelten.

Als sonstige koronare Risikofaktoren mit klinischer Relevanz können in diesem Zusammenhang bewertet werden:

- Familiäre Myokardinfarktbelastung (mindestens ein Blutsverwandter 1. Grades mit Myokardinfarkt vor dem 60. Lebensjahr).
- HDL-Cholesterinverminderung (<35 mg/dl) bzw. erhöhtes LDL/HDL-Cholesterinverhältnis (≥ 4).
- Erhöhter Blutdruck (ab 160 mmHg systolisch bzw. 95 mmHg diastolisch).
- Zigarettenrauchen
- Hyperglykämie (ab 120 mg/dl).
- Hypertriglyzeridämie (≥ 200 mg/dl) bzw. VLDL-Cholesterinerhöhung (≥ 30 mg/dl).

7.5 Ergebnisse aus prospektiven Daten IV: Assoziationen zwischen den Prüfvariablen und der Inzidenz von Myokardinfarkt-Rezidiven

Die Auswertungen über Zusammenhänge zwischen den Prüfvariablen und der Häufigkeit von Rezidivereignissen bei Patienten, die bereits vor der Ersterhebung (1982) einen Myokardinfarkt erlitten hatten ($n=49$) zeigen, daß die folgenden vier Merkmale als besonders relevante Risikofaktoren für Myokardinfarktrezidive anzusehen sind:

- LDL-Cholesterinwerte ab 150 mg/dl.
- Grenzwertige oder eindeutige Hypertonie nach WHO-Definition.
- Hyperglykämie (Plasmaglukosespiegel über 120 mg/dl).
- Zigarettenrauchen.

Ein Screening auf das Vorliegen dieser Risikomerkmale und ggfs. eine therapeutische Intervention zu ihrer Beseitigung ist nach den Daten aus GRIPS-Teilprojekt B für die Sekundärprävention des Myokardinfarkts bei bereits Koronarkranken von zentraler Bedeutung. Bezüglich des LDL-Cholesterinspiegel ist darauf hinzuweisen, daß ein Unterschreiten von 150 mg/dl ein Minimalziel bei bereits koronarkranken Personen darstellt. Nach den Ergebnissen sekundärer Interventionsstudien sollten im Idealfalle Werte unter 120 oder sogar unter 100 mg/dl angestrebt werden, da erst in diesem LDL-Bereich eine Regression bereits vorhandener, koronarsklerotischer Veränderungen erhofft werden kann.

7.6 Wesentliche Konsequenzen

Insgesamt erschienen die bisher dargestellten Beobachtungen über Zusammenhänge zwischen den Prüfvariablen und dem Koronarrisiko so valide und in sich so plausibel, daß versucht wurde, hieraus als wesentliches, bisheriges Resultat des noch andauernden GRIPS-Teilprojektes B ein komplexes, alle bisher als relevant erkannten, koronaren Risikofaktoren einbeziehendes Strategieschema zur Erkennung und Behandlung Koronargefährdeter abzuleiten. Dieses Schema stellt den LDL-Cholesterinspiegel in den Mittelpunkt, berücksichtigt aber andere, als eigenständig und relevant erkannte Risikofaktoren mit. Dieses geschieht durch eine differenzierte Bewertung des LDL-Cholesterinspiegels in Abhängigkeit von der sonstigen Risikofaktorbelastung des Individuums und (unter Beachtung der Ergebnisse amerikanischer Interventionsstudien) in Abhängigkeit von seinem Koronarstatus.

Das aus GRIPS abgeleitete Strategieschema zur Erkennung koronarer Risikofälle umfaßt die folgenden Stufen:

- Allgemeine Anamnese und Untersuchung.
- Lipidscreening.
- Lipoproteinanalytik.

Das Schema ermöglicht, nach Daten aus GRIPS-Teilprojekt B die Erkennung späterer Myokardinfarktfälle mit einer Sensitivität von 81% und einer Spezifität von 60%. Es war damit anderen zur Zeit diskutierten Strategiekonzepten (National Cholesterol Education Program der USA, Europäische Atherosklerosegesellschaft) zumindest hinsichtlich der Spezifität überlegen.

Das Schema erlaubt neben der Erkennung präventionsbedürftiger koronarer Risikofälle auch die Definition von Therapiezielen zur Behandlung solcher Risikopersonen und ist damit zusätzlich präventivmedizinisch wertvoll.

Trotz des günstigen Abschneidens des aus GRIPS hervorgegangenen Strategieschemas zur Erkennung koronarer Risikofälle im Vergleich mit entsprechenden Richtlinien des National Cholesterol Education Program der USA und der Europäischen Atherosklerosegesellschaft erscheint eine Spezifität von 60% bei der Erkennung späterer Myokardinfarktfälle nicht zufrienstellend. Eine Verbesserung dieses Resultates kann bei weiterer Laufzeit der Studie und verlängerten Follow-up-Perioden zwar erhofft werden, dennoch erscheinen Überlegungen nötig, ob das bisherige Schema wirklich alle relevanten Risikofaktoren der Atherosklerose berücksichtigt. Nach bisher verfügbaren Kenntnissen ist davon auszugehen, daß vor allem die Variablen psychosozialer Streß, Lp(a)-Serumspiegel und Fibrinogen-Plasmaspiegel sowie weitere Parameter der Hämostaseologie und Fibrinolyse, des Thrombozytenverhaltens, der Blutrheologie und des Prostaglandinsystems Beachtung im Rahmen des GRIPS-Strategieschemas zur Erkennung Koronargefährdeter verdienen würden. Von diesen Variablen sollen im Rahmen von GRIPS-Teilprojekt B zumindest noch der Lp(a)-Spiegel im Serum sowie die Plasmakonzentration von Fibrinogen zusätzlich analysiert und in die Auswertungen einbezogen werden. Hinsichtlich der anderen angesprochenen Variablen bestehen Überlegungen, eine neue prospektive Großstudie in absehbarer Zeit zu organisieren und durchzuführen.

Danksagung

Eine epidemiologische Großstudie in der Art von GRIPS-Teilprojekt B erfordert selbstverständlich die engagierte Mitwirkung zahlreicher Personen. Der besondere Dank der Studienleitung geht jedoch an die Herren Priess, Rost und Alt von der Abteilung Sozialwesen des VW-Werkes Kassel sowie an die Herren Mihr, Schaub, Hofstetter und Otto vom Betriebsrat des gleichen Industriebetriebes, ohne deren Befürwortung sowie nachhaltige und tatkräftige Unterstützung im organisatorischen Bereich der bisherige, erfolgreiche und auch weiterhin erfolgversprechende Verlauf von GRIPS-Teilprojekt B niemals denkbar gewesen wäre. Für die ausgezeichnete fachliche Beratung und umfassende Unterstützung von GRIPS-Teilprojekt B sowohl hinsichtlich der Planung, als auch hinsichtlich der Durchführung des Projektes, danken wir außerdem Herrn Professor Dr. F. H. Epstein (Zürich), sowie Herrn Professor Dr. J. Siegrist (Marburg). Der Dank der Studienleitung richtet sich schließlich an Frau Gudrun Rohr (Göttingen), die mit höchstem Einsatz an den Erstuntersuchungen der Studienteilnehmer beteiligt war, vor allem aber für den laboranalytischen Teil des Projektes verantwortlich zeichnete, sowie an Frau Evelyn Hildebrand (Göttingen) und Frau Roseregine Dörre (München), die die umfangreichen Schreibarbeiten im Rahmen von GRIPS-Teilprojekt B in perfekter Weise und mit höchstem Engagement erledigten.

GRIPS-Teilprojekt B wurde finanziell gefördert vom Bundesministerium für Forschung und Technologie (Projektträger: Gesellschaft für Strahlen- und Umweltforschung mbH, München), von der Forschungsgesellschaft Rauchen und Gesundheit, sowie vom Verband der Lebensversicherungsunternehmen Deutschlands e. V.

In diesem Zusammenhang möchte die Studienleitung nicht versäumen, die exzellente Zusammenarbeit mit dem vom Bundesministerium für Forschung und Technologie beauftragten Projektträger, der Gesellschaft für Strahlen- und Umweltforschung mbH, München, hervorzuheben und dort insbesondere Herrn Dr. Karl-Heinz Ladwig zu danken, der das Projekt im fachlichen Bereich äußerst kompetent und auf administrativem Gebiet überaus kooperativ betreute.

Literatur

1. Kannel WB, Schatzkin A (1984) Risk factor analysis. Prog Cardiovasc Dis 26:309–332
2. WHO Expert Committee (1982) Prevention of coronary heart disease. In: WHO (ed) WHO Technical Report Series 678, Genf
3. Grundy SM (1986) Cholesterol and coronary heart disease. JAMA 256:2849–2858
4. Kannel WB, Doyle JT, Ostfeld A, Jenkins D, Kuller L, Podell R, Stamler J (1984) Optimal resources for primary prevention of atherosclerotic diseases. Circulation 29:157A–205A
5. Marmot MG (1988) Hypercholesterolemia: a public health problem. Atherosclerosis Rev 18:95–108
6. Kannel WB, Castelli WP, Gordon T (1979) Cholesterol in the prediction of atherosclerotic disease. Ann Intern Med 90:85–91
7. Hopkins PN, Williams RR (1981) A survey of 246 suggested coronary risk factors. Atherosclerosis 40:1–52
8. Seidel D, Cremer P, Thiery J (1985) Plasmalipoproteine und Atherosklerose. Intern Welt 5:12–25
9. Cremer P, Wieland H, Seidel D (1988) Göttinger Risiko-, Inzidenz- und Prävalenzstudie (GRIPS): Münch Med Wochenschr 130:268–275
10. Cremer P, Seidel D, Wieland H (1985) Quantitative Lipoproteinelektrophorese: Ihre routinemäßige Anwendung im Vergleich mit anderen Verfahren zur differenzierten Untersuchung des Fettstoffwechsels. Lab Med 9:39–51
11. Lipid Research Clinics Program (1984) The lipid research clinics coronary primary prevention trial results. JAMA 251:351–374
12. Blackburn H, Keys A, Simonson E, Rautaharju P, Ponsar S (1960) The electrocardiogram in population studies – a classification system. Circulation 21:1160–1175
13. Thomas L, Lorentz K, Deus B (1988) Enzyme. In: Thomas L (Hrsg) Labor und Diagnose. Medizinische Verlagsgesellschaft, Marburg, S 55–151
14. Rose G, Blackburn H (1968) Cardiovascular survey methods. WHO Monographs 56:1–165
15. WHO MONICA project principal investigators (1988) The world health organisation MONICA Project (Monitoring trends and determinants in cardiovascular disease; a major international collaboration). J Clin Epidemiol 41:105–114
16. Lang E (1976) Kleines EKG-Seminar. Perimed, Erlangen
17. Barmeier J, Reindell H (1978) Koronare Herzerkrankung. Witzstrock, Baden-Baden
18. WHO Expert Committee (1959) Hypertension and coronary heart disease. In: WHO (ed) WHO Technical Report Series Nr. 168, Genf
19. Wilson PWF, Kannel WB, Anderson KH (1985) Lipids, glucose intolerance and vascular disease: The Framingham Study. Monogr Atherosclerosis 13:1–11
20. Herbst M (1987) Möglichkeiten der Lipid-, Lipoprotein- und Apoproteinanalytik im Postprandialstadium. Dissertationsschrift, Georg August-Universität, Göttingen
21. Wieland H, Seidel D (1983) Quantitative lipoprotein electrophoresis. In: Lewis LA (ed) Handbook of Electrophoresis, Vol. III. CRC Press, Boca Raton, pp 83–102
22. Schulte H, Assmann G (1988) Ergebnisse der Prospective Cardiovascular Münster (PROCAM) Studie. Soz Präventivmed 33:32–36

23. Rifkind BM, Segal P (1983) Lipid research Clinics Program reference values for hyper-lipidemia and hypolipidemia. JAMA 250:1869–1872
24. Wieland H, Seidel D (1983) A simple and specific technique for precipitation of low-density lipoproteins. J Lipid Res 24:904–909
25. Wieland H, Cremer P, Seidel D (1983) Determination of apolipoprotein B by kinetic nephelometry. J Lipid Res 23:893–902
26. Weinstock N, Bartholome M, Seidel D (1982) Determination of apolipoprotein A1 by kinetic nephelometry. Biochim Biophys Acta 663:279–288
27. Schmitz B (1986) Entwicklung eines verbesserten und automatisierten Verfahrens zur Quantifizierung des Apolipoprotein A1 nach dem Prinzip der kinetischen Immunnephelometrie. Dissertationsschrift, Georg-August-Universität, Göttingen
28. Cremer P, Elster H, Labrot B, Kruse B, Muche R, Seidel D (1988) Incidence rates of fatal and non-fatal myocardial infarction in relation to the lipoprotein profile: first prospective results from the Göttingen Risk, Incidence and Prevalence Study (GRIPS). Klin Wochenschr [Suppl XI] 66:42–49
29. Cooper GP, Smith SJ, Henderson LO, Hannon WH (1988) Standardization of apolipoprotein measurements. In: Cooper GR (ed) Recent Aspects of Diagnosis and Treatment of Lipoprotein Disorders. Liss Inc., New York, pp 155–174
30. Wieland H, Seidel D (1982) Improved assessment of plasmalipoprotein patterns: IV. Simple preparation of a lyophilized control serum containing intact human plasma lipoproteins. Clin Chem 28:1335–1337
31. World Health Organization (1987) WHO Statistics Annual 1987 (ed) Genf
32. Cox DR (1970) Analysis of binary data. Methuen, London, 1970
33. Brecht JG, Schwartz FW (1983) Zur Bewertung des Nutzens von Früherkennungsmaß-nahmen. In: DFVLR (Hrsg) Methoden und Strategien zur Krebsfrüherkennung. DFVLR, Köln
34. Connell FA, Koepsell TD (1985) Measures of gain in certainty from a diagnostic test. Am J Epidemiol 121:744–753
35. Rothman KJ (1986) Modern Epidemiology. Little, Brown Co., Boston
36. Pflanz M (1973) Allgemeine Epidemiologie. Thieme, Stuttgart
37. Seidel D, Cremer P (1986) Die Bedeutung von Lebensalter, relativem Körpergewicht, Rauchgewohnheiten und Alkoholgenuß für die Häufigkeit atherogener Fettstoffwechselmuster. Lebensversicherungsmedizin 38:54–62
38. Seidel D, Cremer P (1986) Influence of known risk factors on the lipoprotein profile. Monogr Atheroscler 14:150–153
39. Seidel D, Cremer P (1986) Guidelines for the clinical evaluation of lipoprotein profiles. A first report from the Göttingen risk, incidence and prevalence study. Atherosclerosis Rev 14:61–90
40. Fredrickson DS, Levy RI, Lees RS (1967) Fat transport in lipoproteins – an integrated approach to mechanisms and disorders. N Engl J Med 276:148–156
41. Eisenberg S (1986) Physiology and pathophysiology of plasma triglyceride transport. In: Fidge NH, Nestel PJ (eds) Atherosclerosis VII. Excerpta Medica, Amsterdam, S 209–212
42. Graack A (1991) Prädiktoren des Schlaganfallrisikos unter besonderer Berücksichtigung von Fettstoffwechselparametern. Dissertationsschrift, Georg-August-Universität Göttingen (zur Begutachtung eingereicht)
43. Dyken ML, Phillip AW, Bergan JJ, Hass WK, Kannel WB, Kuller L, Kurztke JF, Sundt TM (1984) Risk factors in stroke. Stroke 15:1105–1111
44. Schäfer T, Grüger J, Scherer R (1989) Verteilung und prognostische Validität von Parametern des Fettstoffwechsels im Hinblick auf die Früherkennung der koronaren Herzkrankheit: Ergebnisse einer vergleichenden Auswertung von GRIPS und PROCAM. Dornier Studienergebnis Nr. 8000/012, Dornier, Friedrichshafen
45. Siegrist J, Matschinger H, Cremer P, Seidel D (1988) Atherogenic risk in men suffering from occupational stress. Atherosclerosis 69:211–218
46. Siegrist J, Peter R, Georg W, Cremer P, Seidel D (1991) Psychosocial and biobehavioral characteristics of hypertensive men with elevated atherogenic lipids. Atherosclerosis (im Druck)

47. Siegrist J, Peter R, Junge A, Cremer P, Seidel D (1990) Low status control, high effort at work and ischemic heart disease: Prospective evidence from blue-collar men. Soc Sci Med 31:1127–1134
48. Siegrist J (1989) Unveröffentlichte Resultate
49. Bernhardt R, Feng Z, Deng Y, Wang Z, Zeng J, Cheng S, Cremer P, Thiery J, Seidel D, Schettler G (1987) Coronary risk factors in China: A comparative study of middle aged workers in Germany and China. In: Stehle G, Bernhardt R (Hrsg) Coronary Risk Factors in Japan and China. Springer, Berlin Heidelberg New York Tokyo, S 22–53
50. Bernhardt R, Feng Z, Siegrist J, Cremer P, Deng Y, Dai G, Schettler G (1990) Die Wuhan Studie. Sitzungsberichte der Heidelberger Akademie der Wissenschaften 1990, Vol VIII, Suppl 1. Springer, Berlin Heidelberg New York London Paris Tokyo Hong Kong
51. Wieland E, Walli AK, Niedmann P, Lohstöter C, Krämer A, Seidel D (1990) Beschreibung einer besonderen Form von postprandialer Hyperlipidämie: mögliche Ursache einer frühzeitigen koronaren Herzkrankheit. Ther Umsch 47:492–498
52. Armstrong VW (1990) Lipoprotein(a): Charakteristik eines besonderen Lipoproteins und dessen mögliche klinische Bedeutung. Ther Umsch 47:475–481
53. Armstrong VW, Cremer P, Eberle E, Manke A, Schulze F, Wieland H, Kreuzer H, Seidel D (1986) Association between serum Lp(a) concentrations and angiographically assessed coronary atherosclerosis. Atherosclerosis 62:249–257
54. Blankenhorn PH, Nessim SA, Johnson RL, Sanmarco NE, Azen STA, Cashen-Hemphill L (1987) Beneficial effects of combined cholesterol-niacin therapy on coronary atherosclerosis and coronary venous bypass grafts. JAMA 257:3233–3240
55. Thiery J, Armstrong VW, Eisenhauer T, Adam R, Janning G, Creutzfeldt W, Kreuzer H, Seidel D (1989) Combination of simvastatin and heparin induced LDL/fibrinogen precipitation (HELP) in the treatment of hypercholesterolemia in CAD patients. In: Crepaldi G, Gotto AM, Manzato E, Baggio G (eds) Atherosclerosis VIII. Excerpta Medica, Amsterdam, S 831–835
56. Assmann G, Schulte H, Warburg U (1988) Konzepte zur Atheroskleroseprävention. Münch Med Wochenschr 130:260–267
57. Isles C, Hole DJ, Gillis CR, Hawthorne VM, Lever AF (1989) Plasma cholesterol, coronary heart disease and cancer in the Renfrew and Paisley survey. Br Med J 298:920–924
58. Lackner KJ, Schettler G, Kübler W (1989) Plasma cholesterol, lipid lowering and risk for cancer. Klin Wochenschr 67:957–962
59. Cremer P, Seidel D (1990) Medikamentöse Langzeitbehandlung von Fettstoffwechselstörungen – Bewertung von Nutzen und Risiko. Therapiewoche 40:2155–2163
60. Cremer P, Kreuzer H, Seidel D (1986) Lipoproteine als Risikoindikatoren der koronaren Herzkrankheit bei Frauen. Med Klin 81:693–701
61. Cremer P, Labrot B, Muche R, Kruse-Lösler B, Seidel D (1989) Myokardinfarkte bei 40- bis 60jährigen Männern in Abhängigkeit von potentiellen Risikofaktoren der Atherosklerose: Zwischenauswertung der Göttinger Risiko-, Inzidenz- und Prävalenzstudie (GRIPS) nach einem 5jährigen Beobachtungszeitraum. Versicherungsmedizin 41:154–161
62. Cremer P, Muche R (1990) Göttinger Risiko-, Inzidenz- und Prävalenzstudie (GRIPS): Empfehlungen zur Prävention der koronaren Herzkrankheit. Ther Umsch 47:482–491
63. Cremer P, Seidel D (1990) Bewertung von Fettstoffwechselbefunden im Hinblick auf das Koronarrisiko. Schriftenreihe der Bayer. Landesärztekammer 78:18–30
64. National Cholesterol Education Program Expert Panel (1988) Report of the national cholesterol education program expert panel on detection, evaluation and treatment of high blood cholesterol in adults. Arch Int Med 148:36–69
65. Wieland H, Seidel D (1981) Wie sinnvoll ist die HDL-Cholesterinbestimmung? Ärztl Lab 27:141–154
66. Assmann G, Schriewer H, Schulte H, Oberwittler W (1980) Der Stellenwert des HDL-Cholesterin als Risikoindikator der koronaren Gefäßkrankheit. Internist 21:1–11
67. Gordon T, Castelli WP, Hjortland MC, Kannel WB, Dawber TR (1977) High density lipoprotein as a protective factor against coronary heart disease. Am J Med 62:707–714

68. Assmann G, Gleichmann U (1989) Stufenmodell zur Erkennung von Hochrisikopatienten. Dtsch Ärzteblatt 86:B1885–B1886
69. Gerdsen R (1991) Bewertung des individuellen Myokardinfarktrisikos mit Hilfe verschiedener Verfahren zur LDL- (bzw. Apo B-) und HDL- (bzw. Apo A 1-) Bestimmung. Dissertationsschrift, Georg-August-Universität, Göttingen
70. Meyer A (1989) Prädiktion der peripheren arteriellen Verschlußkrankheit mit Hilfe potentieller Risikofaktoren der Atherosklerose. Dissertationsschrift, Georg-August-Universität, Göttingen
71. Hennecke B (1990) Prädiktion der chronischen koronaren Herzkrankheit ohne Myokardinfarkt mit Hilfe potentieller Risikofaktoren der Atherosklerose: Ergebnisse der prospektiven Göttinger Risiko-, Inzidenz- und Prävalenzstudie nach 5jährigem Beobachtungszeitraum. Dissertationsschrift, Georg-August-Universität Göttingen
72. Becker M (1990) Göttinger Risiko-, Inzidenz- und Prävalenzstudie (GRIPS): Prospektive Untersuchung zur Erfassung von Risikoprädiktoren für Rezidivereignisse bei Myokardinfarktpatienten. Dissertationsschrift, Georg-August-Universität Göttingen
73. Muche R, Gefeller O, Cremer P (1990) Screening-Möglichkeiten beim Myokardinfarkt: Risikofaktoridentifikation in der GRIPS-Studie (in Vorbereitung)
74. Nationale Cholesterin Initiative (1990) Ein Strategiepapier zur Erkennung und Behandlung von Hyperlipidämien. Dtsch Ärzteblatt 87:1358–1382

Sachverzeichnis

Apoproteine 3
–, Apoprotein A1 47
–, Apoprotein B 47
atherosklerotische Ersterkrankungen, Inzidenzen 36–51
–, Abhängigkeit von den Prüfvariablen (univariate Analysen) 36–51
–, koronare Manifestationsform 36–47
–, periphere arterielle Verschlußkrankheit (PAVK) 48–51
–, Schlaganfall 48
–, Zusammenfassung 90–92
atherosklerotische Folgeerkrankungen, Lokalisationsformen 51
Aufbau der Studie, Teilprojekt B 7

Bevölkerungsstrategie 1, 2, 27

Cholesterin 2, 3
Chylomikronen-Remnants 4

Daten der Ersterhebung, Ergebnisse 27–29
–, Alkoholkonsum 28
–, relatives Körpergewicht 27
–, sportliche Aktivität 28
–, Zigarettenrauchen 28
–, Zusammenfassung 88
diagnostische Konzepte, Vergleich 79–85
–, diagnostische Aussagekraft 83–84
–, European Atherosclerosis Society (EAS) 81–82, 84
–, National Cholesterol Education Program (NCEP) 81, 84
–, Nationale Cholesterin-Initiative (NCI) 81–82, 84
–, Richtlinien verschiedener Strategiekonzepte 79–82
–, Therapieziele 82
–, Zusammenfassung 93–94
diagnostisches Konzept, Erkennung von Personen mit erhöhtem Koronarrisiko 71–85
–, allgemeine Untersuchung 74

–, Auslöser sekundärer Fettstoffwechselstörungen 78
–, Befunde GRIPS Teilprojekt B 71–72
–, Definition atherogener Lipoproteinbefunde 73
–, epidemiologische und pathophysiologische Befunde 72–73
–, Früherkennung Koronargefährdeter 73–79
–, genetische Determinanten 84
–, Interventionsgrund nach 65. Lebensjahr 78
–, Lipidscreening 74–75
–, Lipoproteinanalytik 75–77
–, Lipoproteinmetaboliten 72
–, Maßnahmen zur Verbesserung 84–85
–, psychosoziale Streßbelastung 85
–, Spezialanalytik 79
–, Spezifität 84
–, Strategie 73–74
–, Therapieentscheidung 77–78
–, Vergleich mit anderen Strategieformen 79–85
–, Zusammenfassung 93–94
diagnostische Wertigkeit LDL-Cholesterin 81
–, direkte Messung 81
–, Interventionsgrenzen 81

Fettstoffwechselanalytik 20–24
–, interne Plausibilitätskontrolle 23
–, Kalibratoren und Kontrollseren 21–22
–, korrekte EDV-Eingabe 23
–, präventivmedizinische Bewertung 77
–, Qualitätssicherung und Qualitätskontrolle 21–24
–, Ringversuche 22–23
Fettstoffwechselstörungen 2–4, 78
–, Auslöser sekundärer 78
–, Lebensalter 78
–, Parameter 2
–, Pathogenese 78
–, primäre und sekundäre 78

geprüfte Variable 17–18
–, Alkoholkonsum 17
–, Blutdruckmeßwerte 17
–, Blutglukosewert 17
–, diskrete 17
–, familiäre Myokardinfarkt-Belastung 18
–, Rauchgewohnheiten 18
–, relatives Körpergewicht 18
–, sportliche Betätigung 18
GRIPS-Studienkollektiv vs. Gruppe gleichaltriger Männer aus Rotchina, Vergleich 59–61
–, Gesamtmortalität 59–61
–, Inzidenz atherosklerotischer Folgekrankheiten 59–61
–, Prävalenz von Risikofaktoren 59–61
GRIPS Teilprojekt A 4, 80
–, Differenzierung zwischen Teilkollektiven 80
–, Kriterien 80
–, Lipoproteinbefunde 80
–, Studienkollektiv 80
GRIPS Teilprojekt B 5–6
–, Anwendung verschiedener Strategien auf das Studienkollektiv 83
–, Aufbau der Studie 7
–, Aussage der Befunde 71–72
–, Basisdatensatz 7
–, Definition der Teilgruppen 8
–, Einschlußkriterien 6
–, Interpretation und Bewertung 65–69
–, psychosoziale Streßbelastung 85
–, Spezifität 84
–, Strategieschema 93–94
–, Studienteilnehmer 8
–, Teilkollektive 16–17
–, wesentliche Konsequenzen 93–94
–, Ziel 5
–, Zielereignisse 9–13
   (s. auch eigenes Stichwort)
–, Zusammenfassung 87–94

Individualstrategie 1, 27
Interpretation und Bewertung, GRIPS Teilprojekt B 65–69
–, Einfluß von Lebensgewohnheiten auf den Lipoproteinbefund 65–66
–, Fettstoffwechselvariable und Gesamtmortalität 66, 67
–, Hyperglykämie 69
–, Hypertonie 69
–, LDL-Cholesterin 67, 69
–, Reduktion des erhöhten Körpergewichts 65
–, relevante Risikofaktoren 68–69
–, Risikofaktorprofile 67–68

–, Risikoprädiktoren für Rezidivereignisse, Myokardinfarkt 68–69
–, Sekundärprävention von Myokardinfarkt und Koronarsklerose 69
–, Zigarettenrauchen 69
–, Zusammenhang zwischen Prüfvariablen und Gesamtmortalität 66–67
Inzidenzgruppen, Atheroskleroserisiko beim Gefäßgesunden 14–16
–, Ausschlußkriterien 14
–, Auswertungen 14–15
–, statistische Verfahren 24–25
–, Stichprobenumfang und Zusammensetzung 15–16
–, Zusammenfassung 87

koronare Manifestationsformen, Atherosklerose 36–47
–, Atherogenität VLDL 44–45
–, Chylomikronen 46
–, inverse Prädiktoren 37
–, LDL-Cholesterin 37, 40
–, Myokardinfarktinzidenz vs. Apoproteine 47
–, Myokardinfarktinzidenz vs. Gesamtcholesterin 43
–, Myokardinfarktinzidenz vs. HDL-Cholesterin 43–45
–, Myokardinfarktinzidenz vs. LDL-Cholesterin 40–43
–, Myokardinfarktinzidenz vs. Serumtriglyzeride 45–47
–, Myokardinfarktinzidenz in Teilgruppen 41
–, Myokardinfarktinzidenz vs. VLDL-Cholesterin 43–45
–, Prädiktionskraft Gesamtcholesterin 37
–, relatives Risiko für Myokardinfarkt 39
–, sonstige Risikofaktoren 41–42, 92
–, stetige Variable 38
–, zusätzliche Prädiktoren 37
–, Zusammenfassung 90
Koronarrisiko, erhöhtes 71–85
–, diagnostisches Konzept 71–85

Laborverfahren 18–24
–, allgemeine klinische Chemie 19–20
–, Blutgewinnung 18–19
–, Fettstoffwechselanalytik 20–24
–, Parameter 20
–, Postprandialstadium 19
–, Qualitätssicherung und Qualitätskontrolle 21–24
LDL-Cholesterin
–, diagnostische Wertigkeit 81
–, direkte Messung 81

Lipoproteine 3
–, Chylomikronen 3
–, HDL 3–4
–, LDL 3–4
–, VLDL 3
Lipoprotein Lp(a) 72–73, 82
Lipoproteinmuster, Einfluß von Lebensge-
   wohnheiten 27–29, 65–66
–, Alkoholkonsum 28
–, Alkoholrestriktion 29
–, kombinierter Einfluß 28–29
–, Nikotinkarenz 29
–, sportliche Aktivität 28
–, Zigarettenrauchen 28
–, zusammenfassende Bewertung 29

Malignommortalität 34–35
Mortalität und Koronarrisiko, ergänzende
   Resultate 59–61
–, psychosozialer Streß und Koronarri-
   siko 59
Mortalitätsraten, verschiedene Prüfvaria-
   ble 33–35
–, Abhängigkeit der Gesamt-, Koronar-
   und Malignommortalität vom Ge-
   samtcholesterinspiegel 35
–, Assoziation zur Gesamtmortalität 34
–, Assoziation zur Malignommortali-
   tät 34–35
–, Zigarettenrauchen : Malignommortali-
   tät 35
–, Zusammenfassung 88–89
Myokardinfarkt, Inzidenzen in Abhängig-
   keit von Prüfvariablen 51–58
–, Blutdruck 54, 56
–, Endmodell, multivariate logistische Re-
   gressionsanalyse 55
–, familiäre Myokardinfarktdisposition
   53
–, HDL-Cholesterin 54, 56
–, LDL-Cholesterin 53
–, Lebensalter 53
–, Plasmaglukosespiegel 54, 56
–, potentielle Determinanten des Athero-
   skleroserisikos 52
–, Prüfvariable 53
–, Regressionsmodell 52
–, Risiko-Score 57
–, Sensitivität des Endmodells zur Risiko-
   schätzung 58
–, Zigarettenrauchen 56
–, Zusammenfassung 90
Myokardinfarktrezidive, Inzidenz
   61–63
–, Abhängigkeit von Prüfvariablen
   61–63

–, Fettstoffwechselvariable 62–63
–, LDL-Cholesterin 62
–, Risikomerkmale 63
–, Zusammenfassung 92–93

periphere arterielle Verschlußkrankheit
   (PAVK) 48–51
–, relatives Risiko Schlaganfall u.
   PAVK 50
–, Risikofaktoren 48–51
–, Zusammenfassung 90–91
Prädiktionskoeffizienten
–, Zusammenhang zwischen Prüfvariablen
   und Gesamt-, Koronar- und Malignom-
   mortalität 34
–, Zusammenhang zwischen Variablen und
   Myokardinfarkt- bzw. KHK-Risiko 38
–, Zusammenhang zwischen Variablen und
   Schlaganfall- bzw. PAVK-Risiko 49
prospektive Beobachtungsphase, Ergeb-
   nisse 31–63
–, atherosklerotische Ersterkrankungen, In-
   zidenzen 36–51
–, ergänzende Resultate, Mortalität und
   Koronarrisiko 59–61
–, Myokardinfarkt, Inzidenzen 51–58
–, Myokardinfarktrezidive, Inzidenzen 61–63
–, primäre Zielereignisse 31–33
–, verschiedene Prüfvariable 33–35
–, Zusammenfassung 88
psychosozialer Streß und Koronarrisiko,
   Einflüsse 59

quantitative Lipoproteinelektropho-
   rese 20–23, 76
–, Präzipitationsverfahren 76
–, Präzision 22
–, Quantifizierung der Lipoproteine
   20–21

Referenzgruppen, Atheroseroserisiko
   beim Gefäßgesunden 15–16
–, Auswertungen 15
–, statistische Verfahren 24–25
–, Stichprobenumfang und Zusammenset-
   zung 15–16
–, Zusammenfassung 87–88
Risikofaktoren, Atherosklerose 2

Schlaganfall 48
–, Fettstoffwechselvariable 48
–, ischämischer/hämorrhagischer Formen-
   kreis 48
–, Risikoprädiktoren 48
–, Zusammenfassung 90

statistische Verfahren   24–25
–, multivariate Regressionsanalyse   25
–, Parameter Lebensalter   25
–, relatives Risiko   25
–, univariates Regressionsmodell nach
   Cox   24
–, t-Test von Student   24

Todesursachen   31–32
–, jährliche Mortalitätsraten   32
Triglyzeride   2

Zielereignisse, primäre   9–13, 31–32
–, akuter Koronartod   9–10
–, Definition   9
–, Häufigkeit   16
–, Inzidenzen   32–33

–, Karotisstenose   11
–, koronare Herzkrankheit   12–13
–, Mortalitätsraten   31–32
–, Myokardinfarkt   9–10
–, periphere arterielle Verschlußkrank-
   heit   11–12
–, Schlaganfälle   10–11
–, WHO-Fragen, Claudicatio intermit-
   tens   11
–, WHO-Fragen, Symptomen-Komplex
   Angina pectoris   12
–, Zusammenfassung   87
Zielereignisse, sekundäre   13, 33
–, Definition   13
–, Definition für Nebenauswertungen   13
–, Gesamt-, Koronar- und Malignommor-
   talität   13